Eine kurze, aber ungemein
pointierte Anleitung wie

MANN

sich
einen

BART

stehen lässt

Carl-Johan Gadd,
Gustaf Wollin

INHALT

Der Bart zählt für den Mann seit Urzeiten zum wichtigsten Haarwuchs. Während Frauen ihr Kopfhaar wachsen lassen, frisieren Männer ihre Bärte mit derselben Begeisterung. Der Bart symbolisiert Männlichkeit, Ungezähmtheit und Eleganz, Stärke und Erfahrenheit.

Ein Graubart ist ein älterer, erfahrener Mann, der Dreitagebart steht für Spontanität und Lässigkeit. Wird der Bart im Monat November gezüchtet, ist er Zeichen gegen Prostatakrebs.

In der Renaissance trug der Mann seinen Bart lang. Das wurde als besonders männlich angesehen. Syrische Könige trugen falsche Bärte mit Korkenzieherlocken und ägyptische Pharaonen flochten ihre langen Bärte, während die Römer glattrasiert waren. In Griechenland trugen ihn die Philosophen und Gelehrten. Der Schwur beim Barte des Propheten hat wirklich Gewicht, das Murmeln in den eigenen Bart spricht hingegen nicht unbedingt für Selbstbewusstsein. Hat etwas einen langen Bart, ist es nicht gerade aktuell, während um des Kaisers Bart weiterhin gestritten wird.

Bärte dienten auch zum Einflößen von Furcht und zur Schaffung von Respekt. Der struppige Bart des Kapitäns Blackbeard hatte beispielsweise eine Länge von über zwei Metern. Daran hängte er ein salpetergetränktes Seil, das er glühen ließ, sodass der Rauch sein Gesicht umgab. Deshalb fingen seine Feinde lieber doch keinen Streit mit ihm an.

Auch wenn Sie keinen rauchenden Bart tragen möchten, erhalten Sie in diesem Buch Tipps zum Kontrollieren, Trimmen und Stylen Ihres Barts. Außerdem geht es in einigen Kapiteln um die Bartpflege im Allgemeinen und um Produkte, die dabei helfen können. Wir hoffen, dass dieses Buch alle jungen Männer inspirieren wird, den ersten Bart wachsen zu lassen und dass es als Nachschlagewerk für andere zur Änderung des Stylings und zum Ausprobieren neuer Dinge dient.

Carl-Johan Gadd
Gustaf Wollin

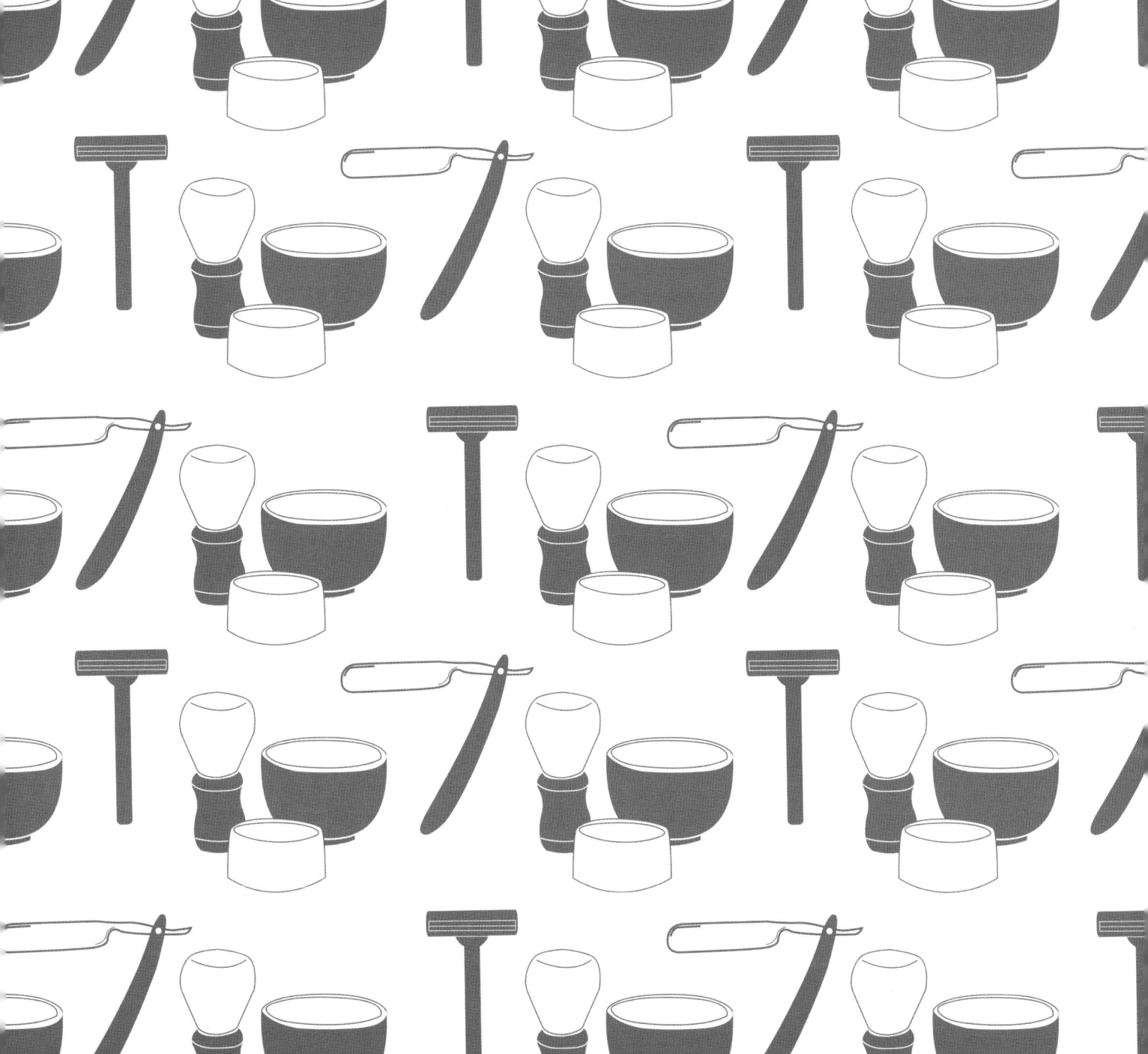

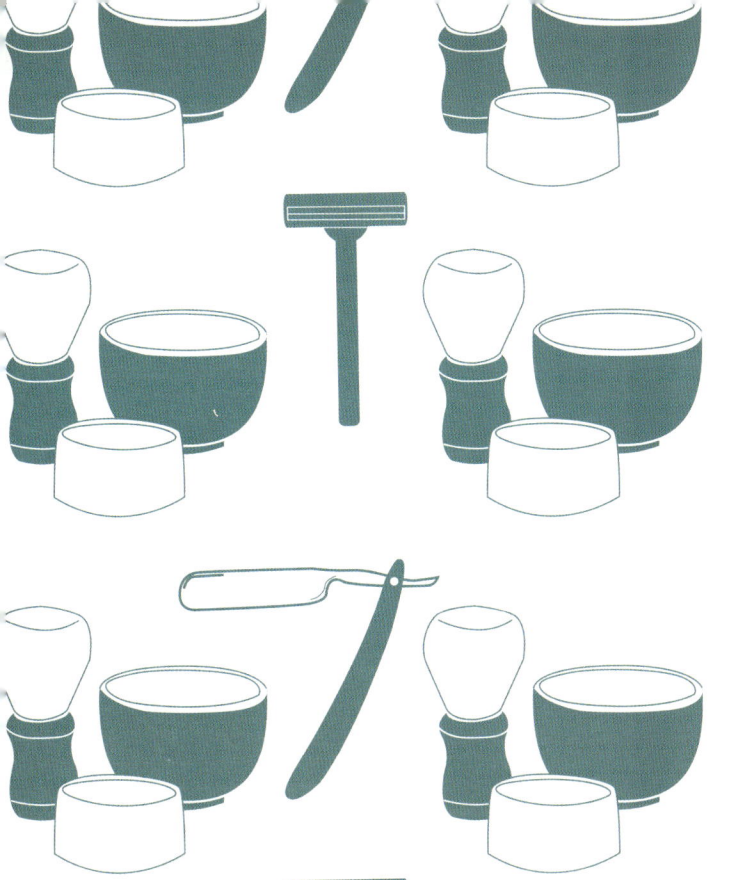

Bartpflege

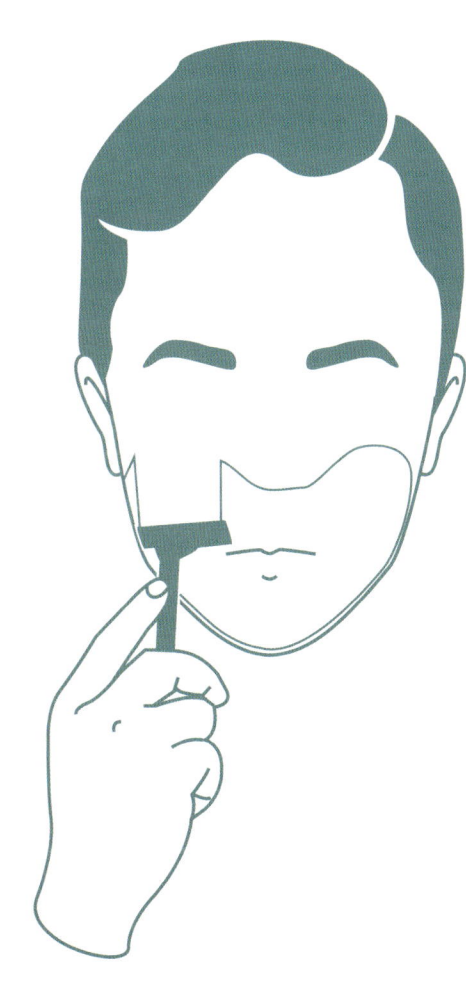

Wir möchten mit ein paar Tipps für die Rasur und zur Vermeidung grundsätzlicher Fehler beginnen. Im Frisurenkapitel erfahren Sie mehr dazu, woran Sie denken sollten, wenn Sie den Bart wachsen oder eine bestimmte Frisur rasieren möchten. Wenn Sie sich für einen Vollbart entscheiden (S. 58), womit oft vor der Wahl der Frisur begonnen wird, ist die Pflege des Barts während des Wachstums wichtig. Es gibt viele Methoden und Produkte, die dabei helfen. Im Kapitel Zubehör & Produkte (S. 24) erfahren Sie mehr über die verschiedenen Rasiermesser und Apparate. Außerdem erhalten Sie eine Auswahl aus dem vielfältigen Zubehör, das sich heute am Markt befindet. Dieses Kapitel erteilt in Kurzfassung einige Tipps, woran Sie denken können, wenn Sie sich auf verschiedene Arten rasieren.

HIER EIN PAAR ALLGEMEINE RATSCHLÄGE

• Immer in Verbindung mit dem Duschen rasieren. Entweder vorher oder nachher. Die Haare werden weicher, wenn Sie das Gesicht mit warmem Wasser befeuchten und die Dusche danach entfernt alle losen Haare. Sie können das Rasiermesser auch eine Weile unter fließendes Wasser halten. So wird das Messer angewärmt, was die Rasur erleichtert.

• Ziehen Sie nach dem Einseifen mit Rasierschaum mit dem Kamm eine Linie, damit Sie erkennen, wo Sie die Konturen für Ihre Koteletten rasieren sollten oder wo die Grenze am Kinn verläuft, an welcher der Bart enden sollte. Das gilt auch ganz besonders für richtig stylische Frisuren. Für den besseren Durchblick können Sie auch durchsichtiges Rasiergel verwenden (Seite 36).

• Der erste Zug mit der Rasierklinge wird mit dem Strich ausgeführt. Muss nochmals rasiert werden, dann gegen den Strich, um die letzten Stoppeln zu entfernen.

• Nach der Rasur das Gesicht am besten mit antiseptischer Salbe einreiben.

DIE PERFEKTE NASSRASUR

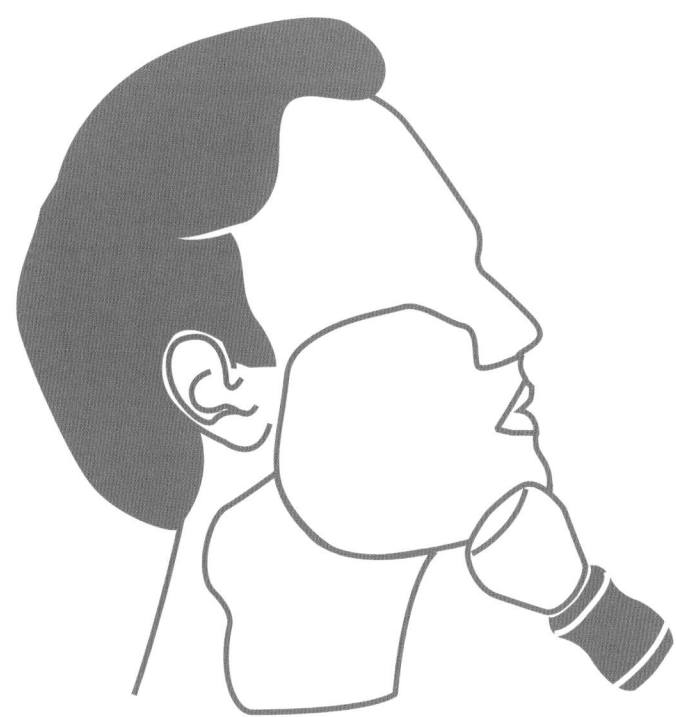

Bart heruntertrimmen, um die längsten Haarsträhnen zu entfernen. Dann sind nur Stoppeln übrig, die mit Rasierklinge oder -messer wegrasiert werden.

A. Die Haut durch Duschen oder Auflegen eines nassen Handtuchs (heißes Wasser) auf das Gesicht vorbereiten. Sie können auch ein Gesichtspeeling zur Massage und Entfernung toter Hautzellen verwenden. Dann das Gesicht mit reichlich Rasiergel, -creme oder dem Schaum einreiben, den Sie mögen.

B. Die Rasur sollte so schonend wie möglich sein. Mit dem Strich rasieren, um die Haut nicht mehr als nötig zu irritieren. Sie erreichen alle Stellen leichter, wenn Sie die Haut spannen. Machen Sie Grimassen oder spannen Sie die Haut mit den Fingern. Spülen Sie die Rasierklinge nach jedem Zug auf der Haut sorgfältig in warmem Wasser. Nur scharfe Klingen verwenden.

C. Nach der Rasur sollten Sie Ihr Gesicht mit warmem Wasser abwaschen. Schließen Sie mit einem Schuss kaltem Wasser ab, um die Haut zu beruhigen. Vermeiden Sie stark parfümierte Produkte. Nehmen Sie lieber antiseptische Aftershave-Lotion, sie beugt Infektionen vor.

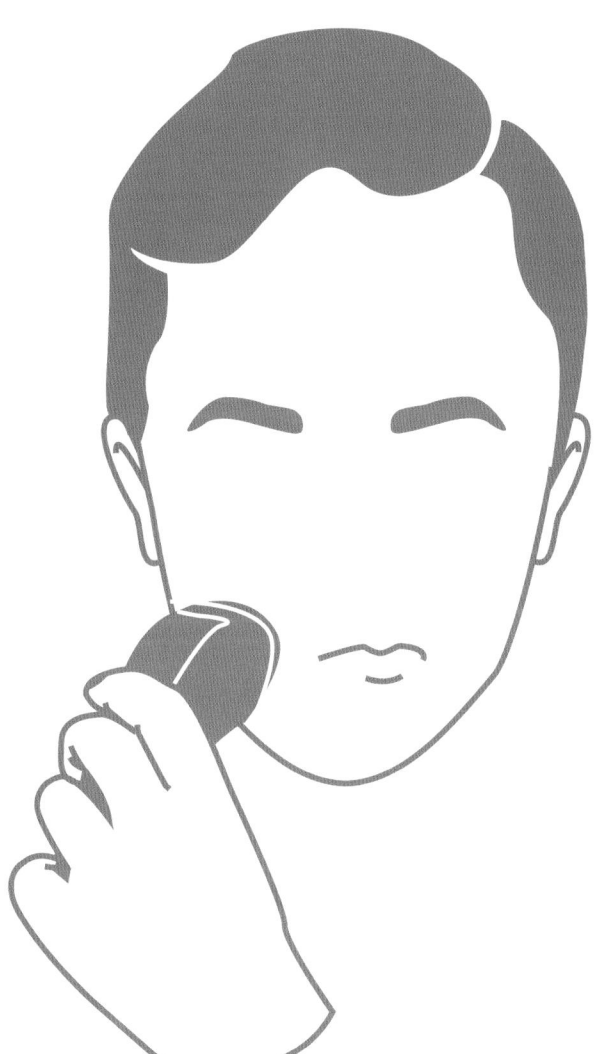

Der Rasierapparat wurde Ende des 19. Jahrhunderts erfunden und kam in den 1930er-Jahren in den Handel. Die ersten batterie-betriebenen Geräte gab es 1960. Das Rasieren mit dem Apparat ist die schnellste Rasiermethode. Sie liefert an einem normalen Tag oft ein ausreichend gutes Ergebnis. Trockenrasur bedeutet, dass Sie direkt auf der Haut ohne Verwendung von Rasierschaum oder Ähnlichem rasieren. Die Trockenrasur sollte nie mit einer Rasierklinge ausgeführt werden. Viele Rasierapparate sind sowohl für die Trocken- als auch für die Nassrasur geeignet. Ein Trimmer kann mehr Anwendungsbereiche haben als ein Rasierapparat und auch für andere als die Gesichtsbehaarung verwendet werden.

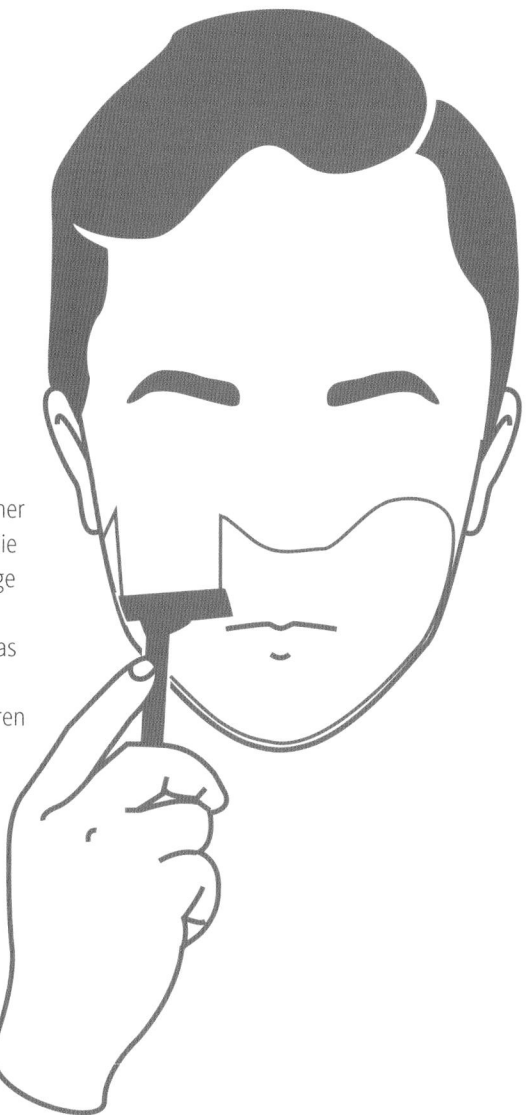

Wenn Sie Ihr Gesicht mit der Klinge rasieren, brauchen Sie immer eine Art Schaum oder Gel, um die Haut zu schonen. Rasieren Sie mit vertikalen statt horizontalen Zügen und halten Sie die Klinge in einem Winkel von ca. 30 Grad zur Haut. Dann ist das Risiko geringer, sich zu schneiden. Nehmen Sie lauwarmes Wasser, das weicht das Haar am besten auf. Nie mit der Klinge gegen die Haut drücken. Mehr zu den verschiedenen Rasierklingen erfahren Sie auf Seite 26.

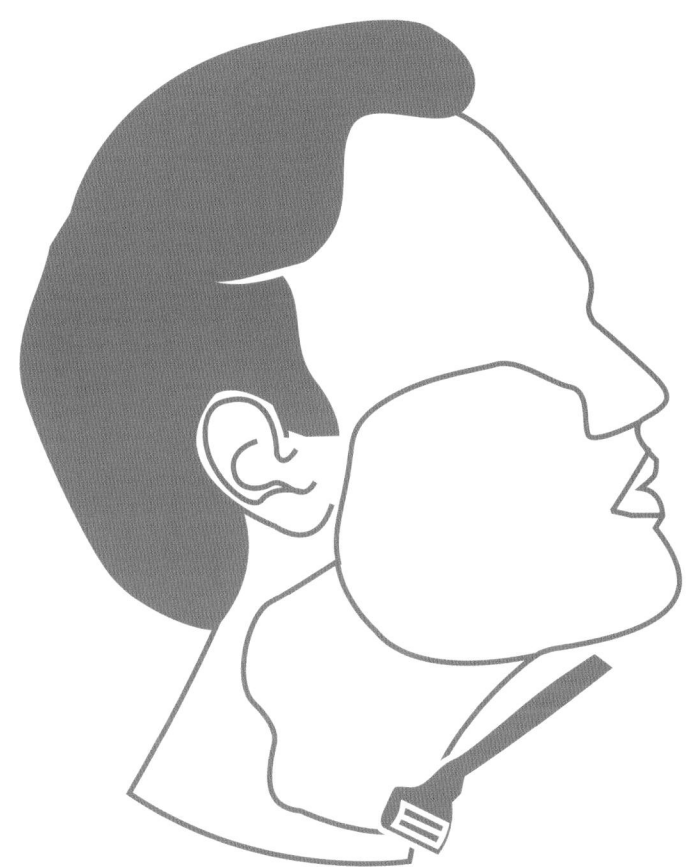

Heute ist es sehr in, den Hals glatt zu rasieren. Leider ist es auch der Hals, der am schwierigsten zu rasieren ist, ohne Rasierpickel zu bekommen. Das Haar am Hals kann in eine andere Richtung wachsen, als Sie rasieren. Das ist kaum zu sehen, wenn Sie die Klinge ziehen. Außerdem ist die Haut am Hals empfindlicher als im Gesicht. Die meisten Bartfrisuren wirken besser, wenn Sie Teile oder den gesamten Hals rasieren. Man sagt oft, dass ein paar Stoppeln bis zum Kinn oder den Wangenkanten wachsen dürfen. Möchte man einen natürlicheren Look, kann man den Bart ein paar Zentimeter herunter bis über den Kehlkopf wachsen lassen. Für den Hals einen Trimmer nehmen, wenn Sie keine Nassrasur möchten.

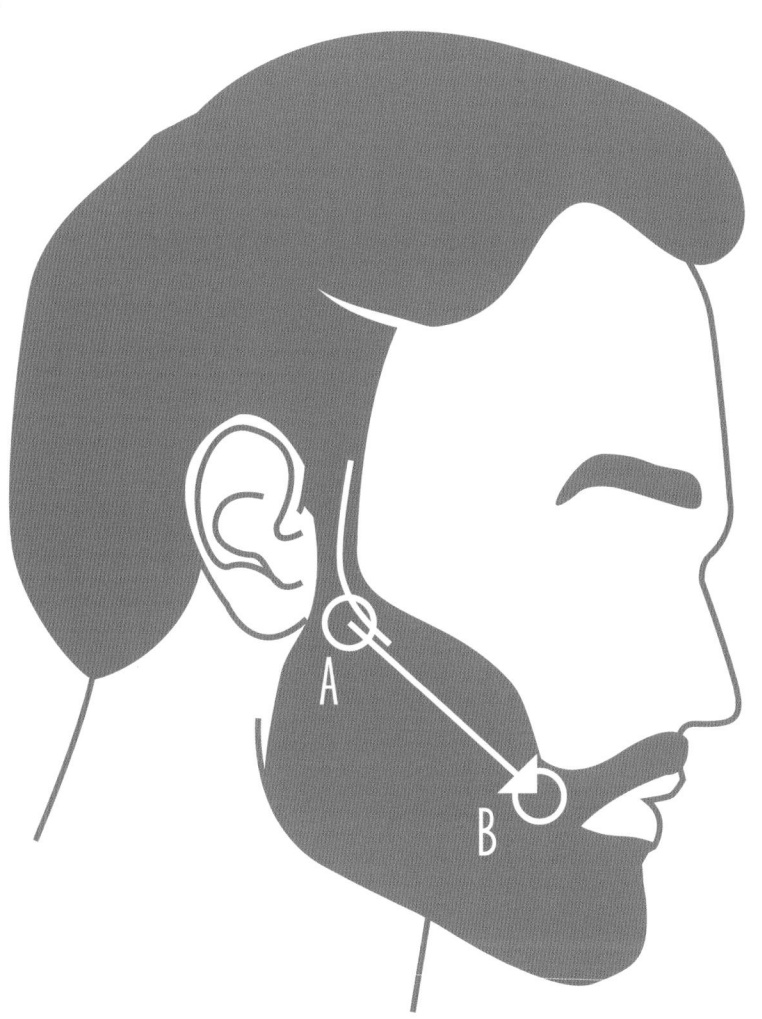

Die Wangenlinie ist ein weiterer Risikobereich für das Aussehen
Ihres Vollbarts. Wie die Halslinie kann das Trimmen der Kontur
auf den Wangen nötig sein, wenn der Bart ungleichmäßig oder
zu hoch auf den Wangen wächst. Hier muss man lernen, Linien
im Gesicht zu sehen und die Wangenlinie an der richtigen Stelle
zu ziehen. Die Linie sollte Ihr Aussehen optimieren und das Beste
aus Ihrem Bartwuchs herausholen.

Beginnen Sie mit dem Trimmen des Barts auf die Länge, die Sie
wünschen. Betrachten Sie Ihr Gesicht im Spiegel und versuchen
Sie, die geometrischen Linien zu finden. Wie auf der Abbildung
können Sie die Linie für die Bartkontur direkt unter den Wangenknochen ziehen. Halten Sie einen Kamm von den Wangenknochen hin zum Mund, um die Linie zu erkennen. Ziehen Sie die
Linie immer erst ein bisschen zu hoch. Sie können sie immer
noch absenken, wenn Sie nicht zufrieden sind. Alle Gesichter sehen unterschiedlich aus und jeder Mann hat seinen eigenen Typ
an Bartwuchs. Lernen Sie Ihr Gesicht und Ihren Bart kennen!

Denken Sie sich eine Linie zwischen den Koteletten bis zum
Oberlippenbart (A-B). Achten Sie darauf, dass der Bruch zwischen
Koteletten und Bart nicht zu hart ist, sondern eine eher abgerundete Linie von den Koteletten hin zu den Wangen bildet. Nehmen
Sie Trimmer oder Rasierklinge, je nach Vorliebe. Seien Sie vorsichtig, damit Sie keine Ecken rasieren – dann muss der ganze Bart
nach unten gesetzt werden.

RASUR DER WANGENLINIE

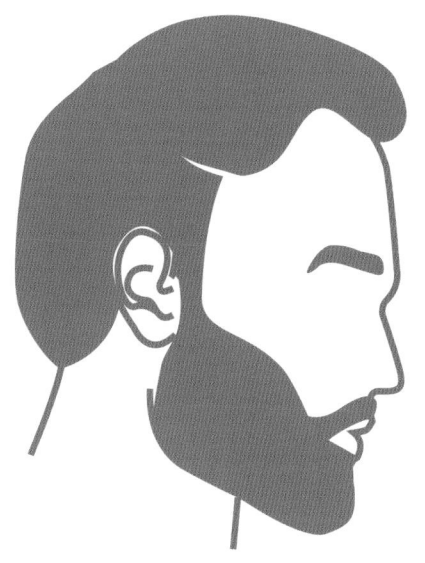

NATÜRLICHE WANGENLINIE

Manch einer ist mit der natürlichen Wangenlinie zufrieden. Trotzdem kann die Linie ein bisschen getrimmt werden, wenn ein paar Haare falsch liegen. Die natürliche Linie wird jedoch größtenteils eingehalten. Eine natürliche Wangenlinie schenkt einen weicheren, üppigeren Look, der leicht zu pflegen ist.

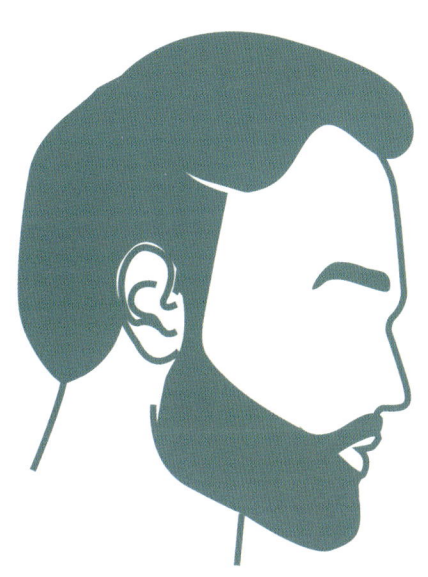

DEFINIERTE LINIE

Verleiht der Wangenlinie einen präziseren, charakteristischen Rand. Der Bart sieht dichter aus, weil Sie die Linie auf den Wangen gezogen haben, sodass alle Ungleichmäßigkeiten und dünne Partien verschwinden. Viel Pflege ist nicht nötig – ist die Linie gut gemacht, kann sie bei jedem Trimmen verwendet werden. Wenn Sie eher Anfänger sind, empfehlen wir aber, die Linie bei jeder Rasur zu überprüfen, um die ultimative Linie für Sie zu finden.

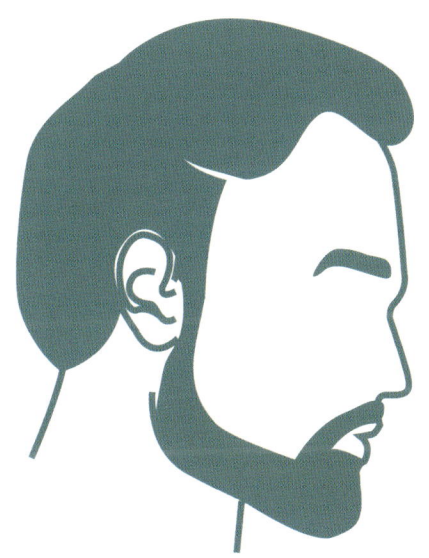

STILISIERTE LINIE

Eine klare Linie etwas weiter unten im Gesicht. Sie erhalten eine völlig andere Bartfrisur als den Vollbart. Das kann eine gute Variante bei dünnem Haarwuchs an Wangen und Kiefern sein. Durch etwas niedrigeres Ziehen der Linie haben Sie immer noch das Gefühl eines dichten, gleichmäßigen Barts an der definierten Linie.

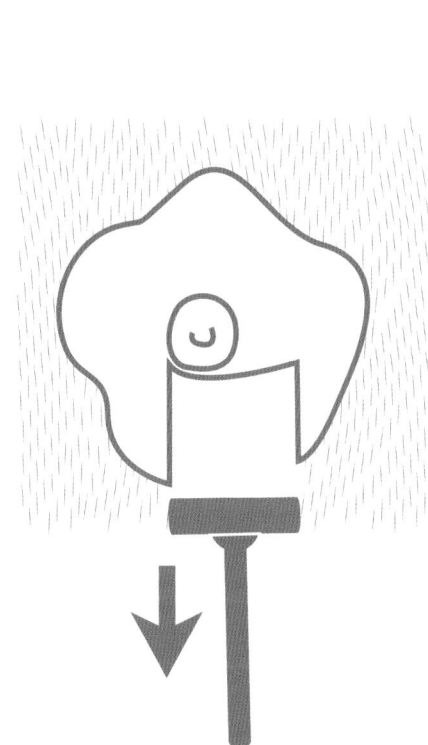

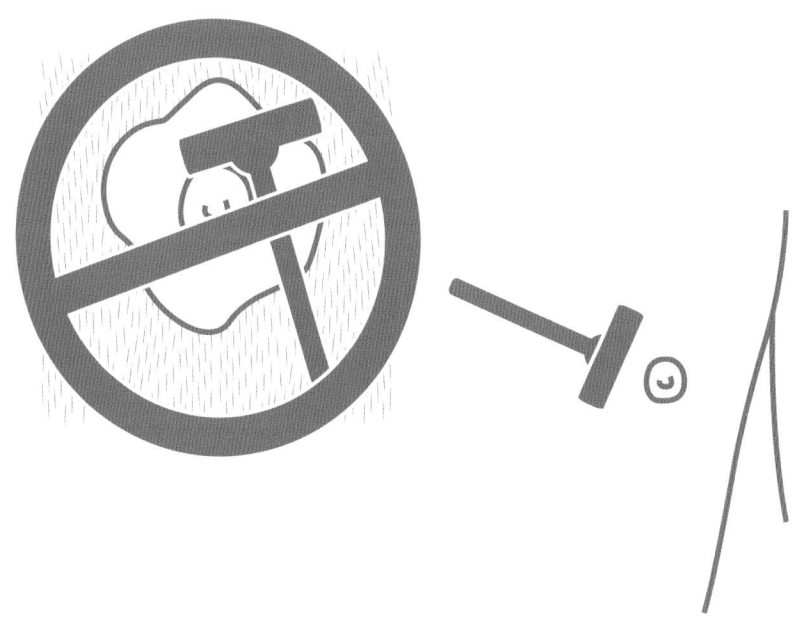

Viele Stellen am Körper sind bei der Rasur besonders empfindlich. Hier muss man vor allem vorsichtig sein, aber es gibt auch ein paar Tricks, um überflüssige Schnittwunden zu vermeiden. Ein gutes Beispiel für eine Stelle, an der man sich nicht schneiden möchte, ist die Brustwarze. Deshalb nie gerade über die Brustwarze rasieren, sondern strahlenförmig von ihr weg. Diese Regel gilt auch für viele andere sensible Stellen.

Hautreizungen oder der sogenannte Rasurbrand entstehen, wenn man sich so rasiert, dass es auf der Haut brennt. Das möchte man möglichst vermeiden. Benutzen sie eine gute Rasiercreme mit Glyzerin, es schützt die Haut. Das Gesicht nie trocken rasieren, sondern ein gutes Produkt wie Rasiercreme, Schaum oder Gel verwenden. Wenn die Haut nicht an die Rasur gewöhnt ist, kann es eine Weile dauern, bis sie sich an Ihre Klinge und Ihre Produkte anpasst. Beginnen Sie deshalb immer mit milden Produkten guter Qualität. Gerade wenn Sie anfangen, Ihren Bart wachsen zu lassen, kann es ordentlich jucken. Dann hilft rückfeuchtende Creme. Seien Sie bei stark parfümierten Produkten immer vorsichtig. Nehmen Sie nach der Rasur lieber Rasierwasser oder normales Parfüm und neutrale Hautpflegeprodukte.

EINGEWACHSENE HAARE

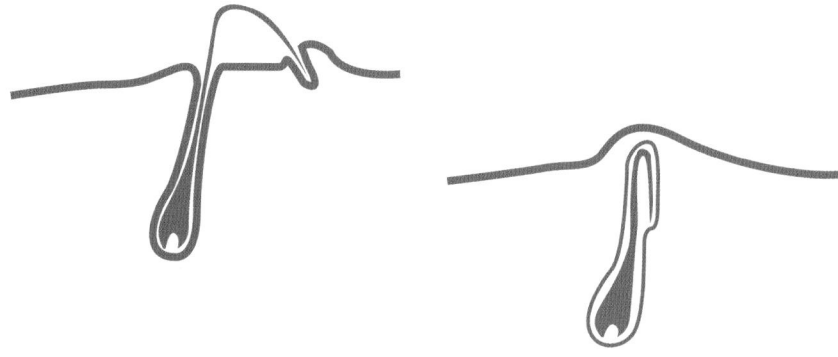

Eingewachsene Haare sind normal und entstehen, wenn Sie mit einer mehrschneidigen Klinge gegen den Strich rasieren. Verwenden Sie Rasierwasser, um Infektionen zu vermeiden. Sparen Sie die Barthaare ein paar Tage aus und fühlen Sie dann mit der Hand, in welche Richtung Ihre Gesichtshaare wachsen. Rasieren Sie aus unterschiedlichen Richtungen, damit Sie immer mit dem Strich ziehen. Bei starken Beschwerden kann der Austausch der Klinge gegen eine Sicherheitsklinge helfen.

Heute gibt es verschiedene Rasiergels und Klingen, die Abhilfe bei eingewachsenen Haaren schaffen sollen. Ob das hilft, ist jedoch zweifelhaft. Die Anwendung von Peeling-Creme vor der Rasur und das Anfeuchten mit Rasierwasser danach können sinnvoll sein. An ganz schwierigen Stellen können Sie Haarentfernungsmittel verwenden (S. 39). Schließlich können Sie die Haut mit einer Gesichtscreme eincremen oder für den restlichen Körper Bodylotion oder antiseptische Creme aus der Apotheke benutzen.

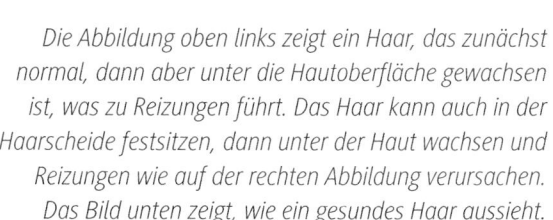

Die Abbildung oben links zeigt ein Haar, das zunächst normal, dann aber unter die Hautoberfläche gewachsen ist, was zu Reizungen führt. Das Haar kann auch in der Haarscheide festsitzen, dann unter der Haut wachsen und Reizungen wie auf der rechten Abbildung verursachen. Das Bild unten zeigt, wie ein gesundes Haar aussieht.

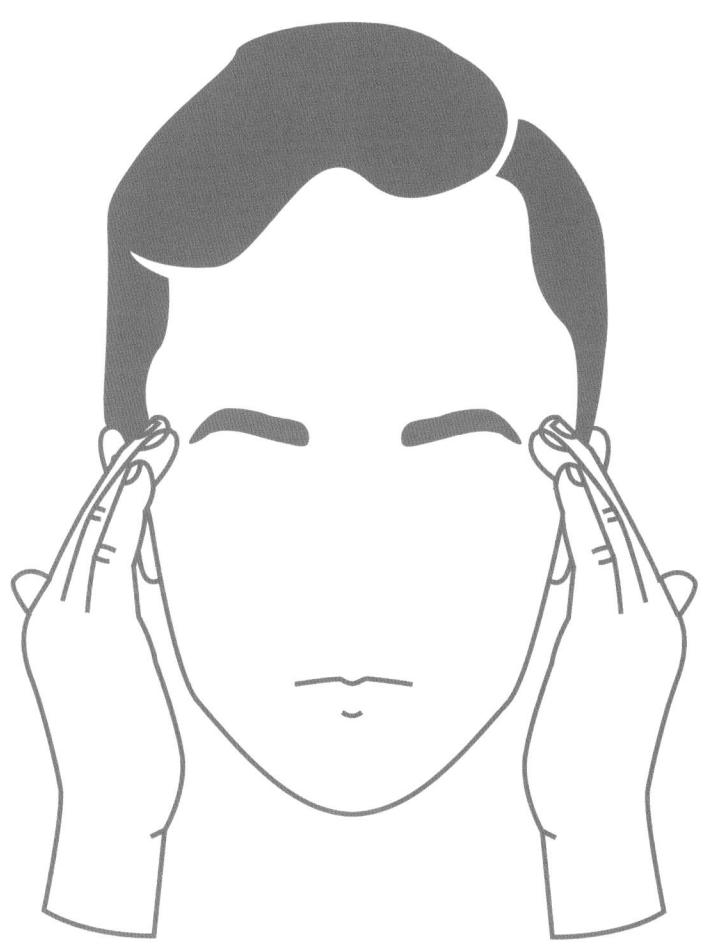

Die Haut ist das größte Organ des Körpers. Sie ist durchschnittlich zwei Zentimeter dick, kann aber an verschiedenen Stellen des Körpers erheblich dicker oder dünner sein. An den Fußsohlen beträgt sie manchmal nur fünf Millimeter. Männerhaut ist in der Regel dicker als die der Frauen. Aber auch die männliche Haut benötigt Pflege. Sie wird in erster Linie durch genetische Veranlagung und Lebensweise beeinflusst. Trockene Haut kann nach der Rasur zum Beispiel Rückbefeuchtung brauchen. Heute gibt es viele Hautpflegeserien speziell für Männer, die Sie testen können. Gönnen Sie Ihrer Haut an Wochenenden oder anderen freien Zeiträumen gern Ruhe vom Rasieren.

Trockene Haut kann Risse zeigen oder schuppen. Sie spannt im Gesicht und brennt vielleicht, wenn Sie sich mit normaler Seife oder austrocknendem Reinigungsgel waschen. Benutzen Sie rückfeuchtende Hautcreme.

Fettige Haut glänzt mit vielen Mitessern und manchmal Pickeln Sie muss gereinigt und rückbefeuchtet, aber nicht ausgetrocknet werden. Dann wird sie nur noch fettiger. Verwenden Sie rückfeuchtende Reinigungscreme, gern mit kühlender Wirkung.

Bei **Mischhaut** sind unterschiedliche Partien des Gesichts trocken oder fettig. Fettige Haut zeigt sich oft an Stirn und Kinn, während Wangen und Nasenbereich extrem trocken sein können. Für Mischhaut gibt es spezielle Hautcremes, die bei beiden Problemen helfen.

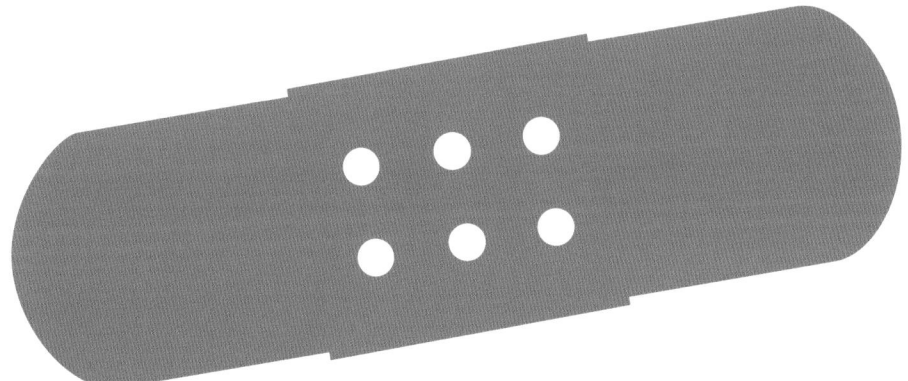

Seien Sie beim Rasieren über Muttermale oder unregelmäßige Haut vorsichtig. Nicht zu fest mit der Klinge gegen die Haut drücken. Wenn Sie die Rasierklinge nach unten statt zur Seite ziehen, ist es leichter, Schnittwunden zu vermeiden. Manche benutzen kleine Papierfetzen für die Wunden, da aber gibt es bessere Lösungen. Alaun (S. 34) ist ein natürlicher Stoff, der in Stiftform, als Seife oder Gel verkauft wird. Alaun stoppt die Blutung durch seine zusammenziehende Wirkung. Nach der Rasur hat es auf gesunder Haut einen kühlenden, beruhigenden Effekt. Alaun entfernt Bakterien, stoppt Blutungen und unterstützt, so dass Sie keine entzündeten Follikel oder eingewachsene Haare bekommen.

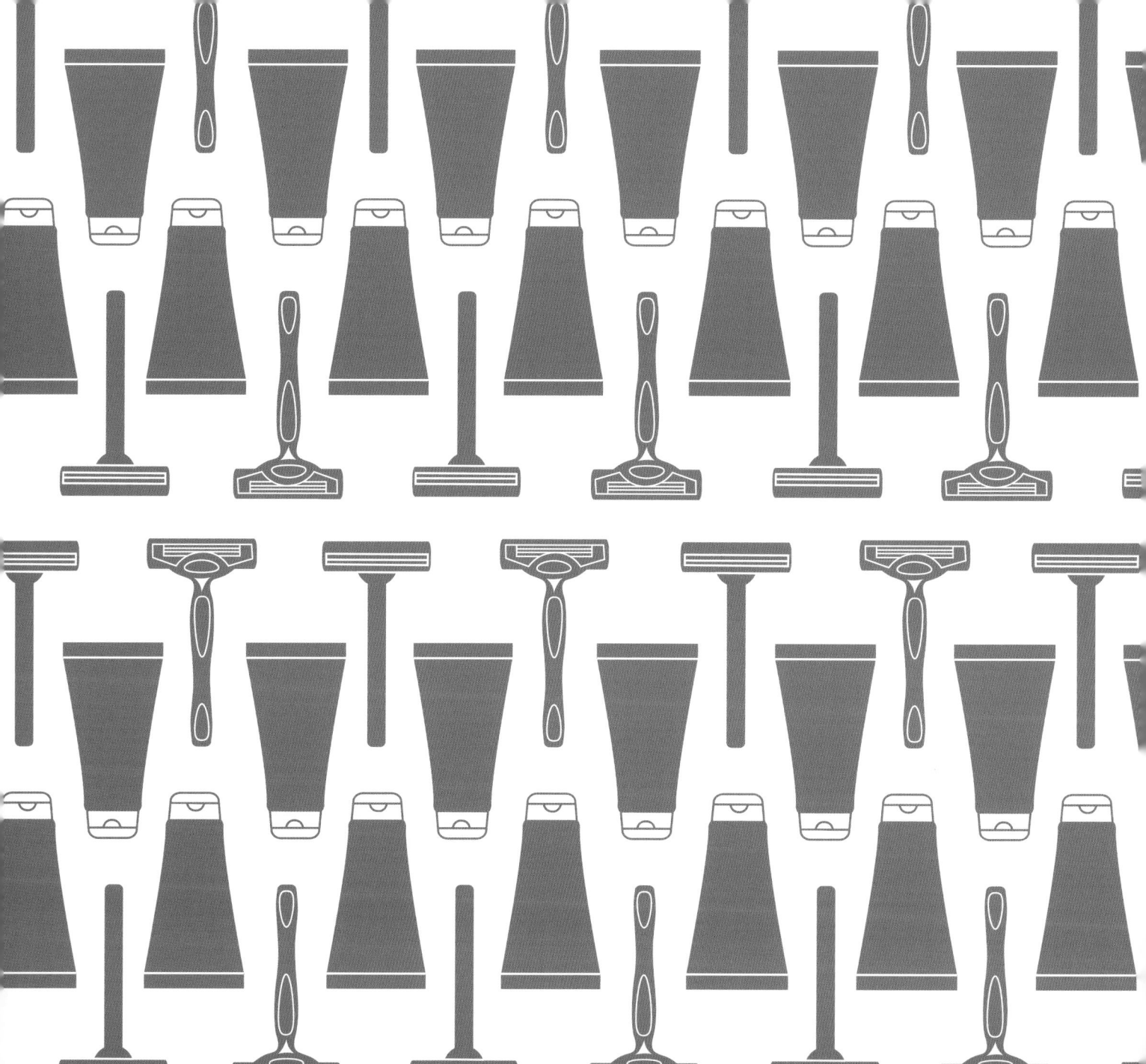

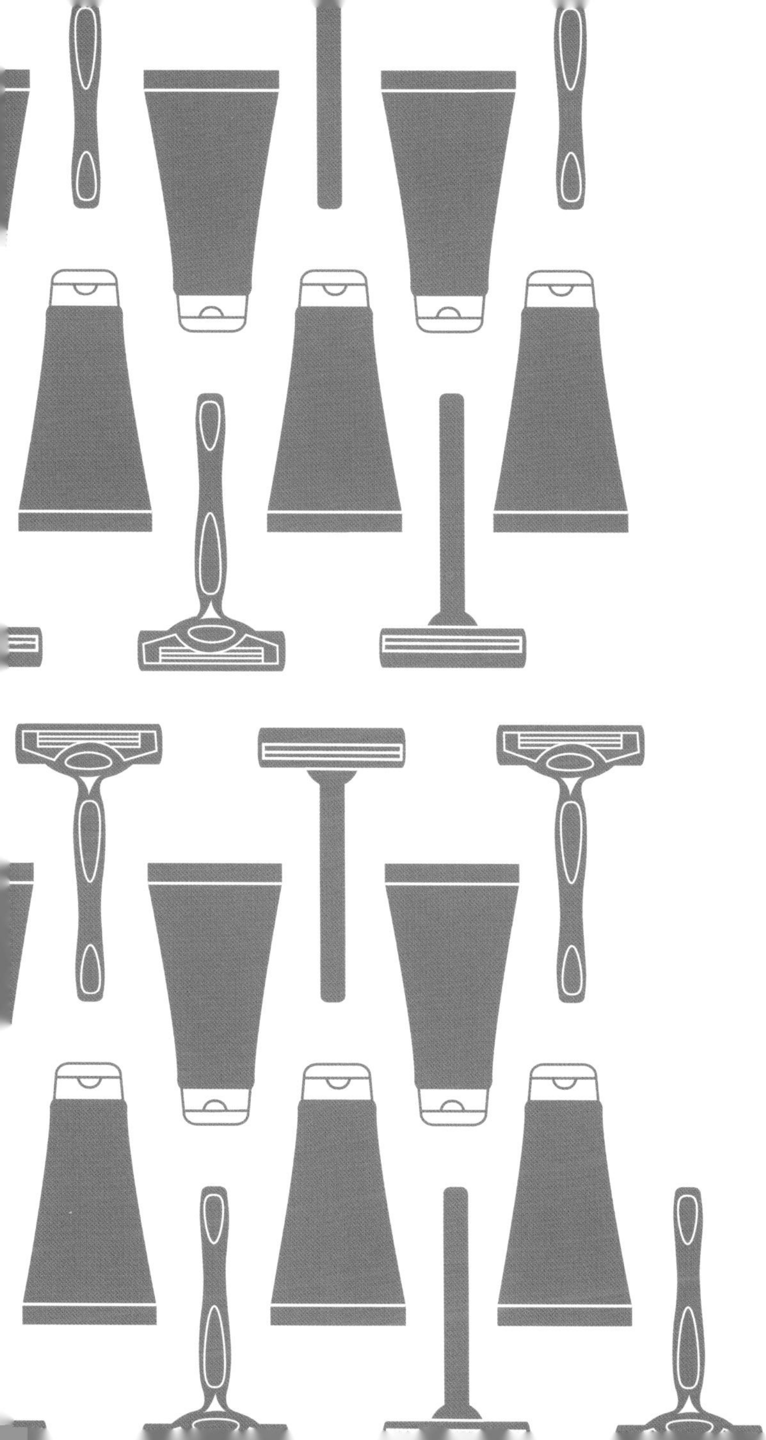

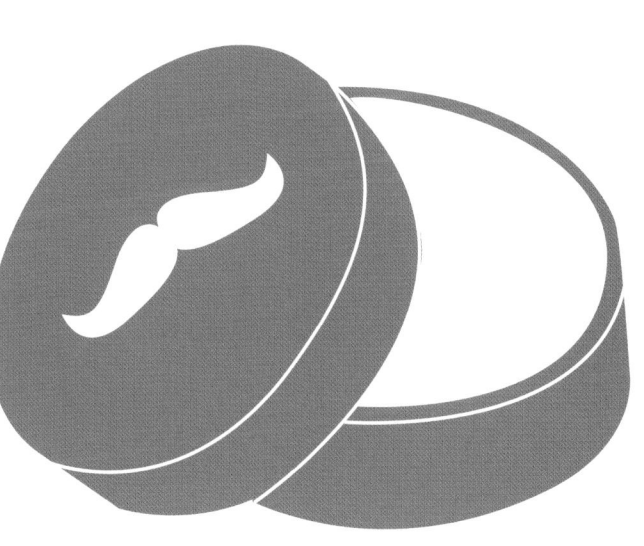

Ihre erste Investition sollte natürlich in Rasierklingen und vielleicht einem Rasierapparat bestehen. Rasierklingen gibt es in vielen Variationen. Sie sollten selbst ausprobieren, um die richtige Variante für Sie zu finden. Wenn Sie sich für Bartpflege interessieren, werden Sie vermutlich nicht davon ausgehen, dass der billigste Einwegrasierer die beste Alternative ist.

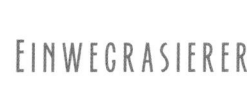

EINWEGRASIERER

Billige Plastikrasierer mit fester Klinge am Griff. Die Klinge passt sich dem Gesicht also nicht an. Meist sind sie nur für eine Rasur richtig scharf und werden danach entsorgt. Langfristig eine teure und schlechte Entscheidung. Die erneute Verwendung alter, stumpfer oder rostiger Klingen erhöht das Risiko für Hautreizungen. Als erster Rasierer können Sie jedoch ausgezeichnet geeignet sein.

RASIERER MIT BEWEGLICHEN KLINGEN

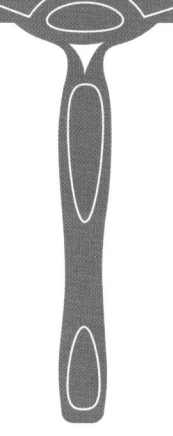

Am gängigsten sind heute vermutlich Rasierer mit beweglichen Klingen. Der Rasierer besteht meist aus 3–5 Klingen. Deren Beweglichkeit ermöglicht eine exaktere Rasur, da die Klingen den Gesichtskonturen folgen. Für diese modernen Klingen gibt es traditionelle Griffe, wenn Sie Eleganz und souveräne Funktion vereinen möchten. Der Rasierer kann vorsichtig mit einer alten Zahnbürste gereinigt werden.

Klassischer Rasierhobel, Sicherheitsrasierer

Dieser Rasierertyp ist kaum noch im Handel erhältlich, vielleicht aber beim Barbier. Er schenkt bessere Kontrolle und mindert Reizungen. Der Hobel kann eine preiswerte Lösung sein, da die Klingen lose gekauft werden. Die Klingen sind beidseitig verwendbar. Sie halten länger als moderne Klingen und sind deshalb auch gut für die Umwelt. Ihren Namen zum Trotz sind heutige Rasierhobel mit beweglicher Klinge viel sicherer. Die Entscheidung jedoch liegt bei Ihnen, es ist schließlich Ihr Gesicht.

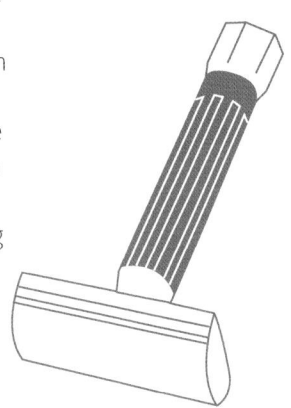

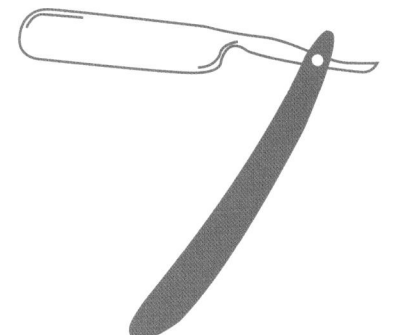

Rasiermesser

Ein Rasiermesser ist etwas für Profis. Wenn Sie die Rasur mit dem Messer gut erlernt haben, erreichen Sie eine ultragründliche Rasur. Vielleicht benötigen Sie die Anleitung durch einen Barbier oder holen sich Rat bei Youtube-Videos. Das Rasiermesser wird an einem Schleifstein geschliffen und mit oder ohne Öl am Streichriemen gereinigt. Shavette heißt ein Rasiermesser mit austauschbarer Klinge, die somit nicht geschliffen werden muss.

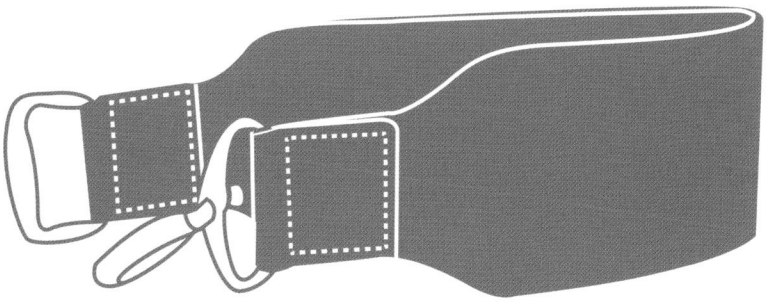

STREICHRIEMEN

Ein Streichriemen wird zur Reinigung des Rasiermessers zwischen
den Rasuren benutzt. Er schleift das Messer nicht, sondern hält es
in Form. Meist ist er aus Rindsleder hergestellt. Der Streichriemen
wird zur Instandhaltung des Rasiermessers benötigt. Am leichtes-
ten geht es mit frei hängenden Riemen, die an einem Haken aufgehängt werden und am anderen Ende einen Griff haben. Für den
Streichriemen kann Streichriemenpaste nötig sein. Fragen Sie den
Barbier nach Empfehlungen, da es viele Varianten gibt.

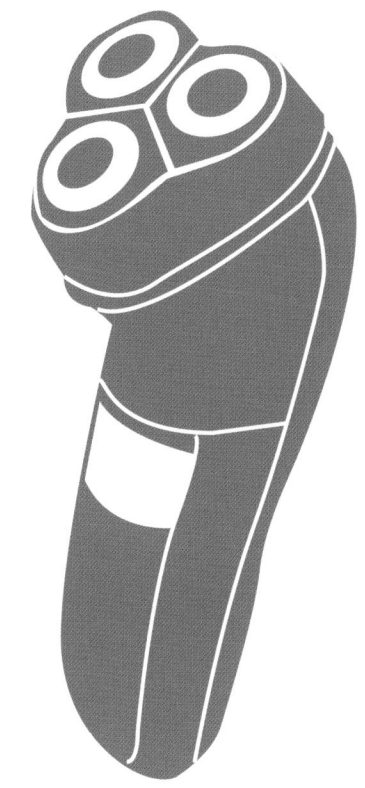

ELEKTRISCHER RASIERAPPARAT

Wird für die Trockenrasur benutzt, eine schnelle Methode am
Morgen vor der Arbeit. Die elektrische Rasur ist häufig nicht genau und exakt, sondern für Stoppelfrisuren am besten geeignet.
Sie kommt niemals an die akkurate Nassrasur mit dem Rasiermesser oder dem klassischen Rasierhobel heran.

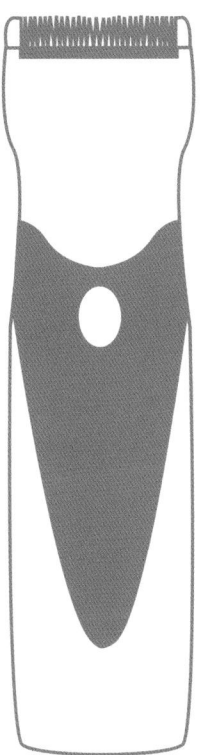

Trimmer

Der Trimmer bietet im Vergleich zum Elektrorasierer mehr Anwendungsbereiche. Entscheiden Sie sich für den Trimmer, der die meisten verschiedenen Klingen oder Kämme unterschiedlicher Länge bietet. Die diversen Teile können zur Rasur größerer oder kleinerer Bereiche im Gesicht oder am Kopf verwendet werden. Der Trimmer ist auch gut, wenn Sie Ihrem Bart scharfe Kanten oder Linien verleihen möchten. Ein Trick, den Bart markanter aussehen zu lassen, ist das Ziehen einer deutlichen Linie am Hals, ein paar Zentimeter unter dem Kehlkopf, und darunter glatt zu rasieren. Klare Linien bewirken ein gepflegteres Aussehen. Mit dem Trimmer können Sie auch stoppelige Frisuren schneiden, ohne bis zur Haut zu gelangen. Oft ist es auch so, dass der Bart an unterschiedlichen Gesichtspartien auch unterschiedlich wächst. Dann kann der Trimmer ein gutes Hilfsmittel sein, um den Bart gleichmäßig zu halten.

Körperhaartrimmer

Den Körperhaartrimmer benutzen Sie vermutlich nicht für das Gesicht. Er ist ausgezeichnet für den restlichen Körper, für Rücken, Brust und den Intimbereich, geeignet. Kaufen Sie einen Trimmer, den man unter der Dusche verwenden kann. Er sollte mit verschiedenen Aufsätzen trimmen und rasieren können. Trimmer mit langem Handgriff erleichtern die Rückenrasur. Am besten, wie gesagt, einen Trimmer wählen, der unter der Dusche funktioniert. Es gibt aber auch Geräte, die rasierte Haare aufsaugen, so dass Ihnen das Putzen des Bades nach der Rasur erspart bleibt.

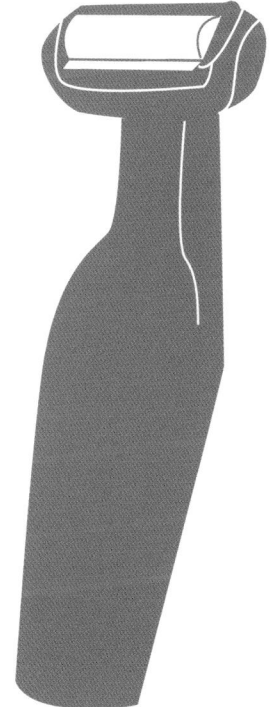

BARTSCHERE

Die Bartschere ist die beste Freundin des Bartes. Sie benötigen eine Qualitätsschere, scharf und mit rostfreien Schneiden. Eine gute Schere gibt es bei den meisten Barbieren zum erschwinglichen Preis. Die Schere kann auch zum Trimmen buschiger Augenbrauen benutzt werden und ist perfekt für längere Bärte. Bärte über drei Zentimeter Länge sind mit dem Trimmer nämlich nur schwer zu schneiden, hier kommt die Schere ins Spiel.

KAMM

Fast so wichtig wie die Schere ist der Kamm. Sie verwenden ihn, um den Bart in die Richtung zu kämmen, in die er wachsen soll. Ein guter Bartkamm hat eine gut geformten Griff, ist fein gezähnt und aus haltbarem Material gefertigt, so dass sich die Zähne beim Kämmen nicht lösen. Der Kamm wird auch zusammen mit der Schere für das Trimmen und Frisieren des Barts benutzt. Manch einer benutzt auch eine Bürste, um den Bart zu toupieren. Nicht zu intensiv kämmen, sonst wird der Bart strapaziert.

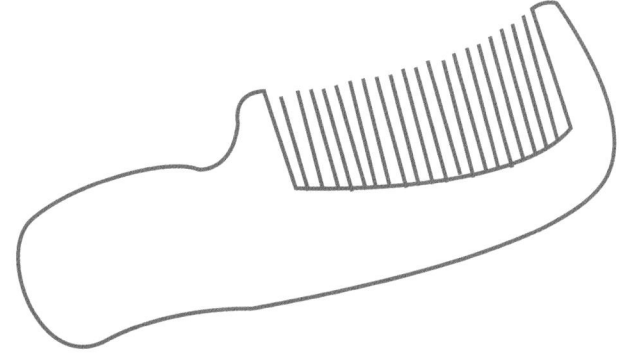

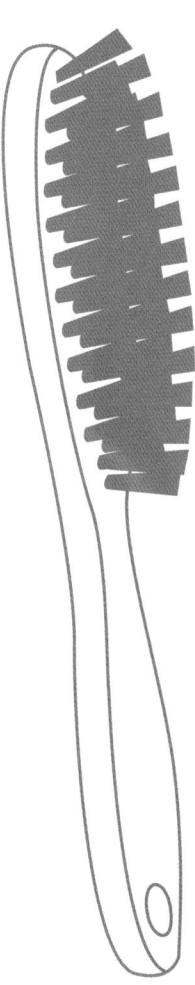

BARTBÜRSTE

Einige Bartträger ziehen die Bartbürste dem Kamm vor. Bei einem etwas längeren oder üppigeren Bart kann eine Bürste besser sein. Beim Kauf von Bürste und Kamm sollte man kontrollieren, ob der Griff groß genug und möglichst ergonomisch geformt ist. Die Borsten sollten Schweineborsten sein. Achten Sie darauf, dass die Bürste nicht zu hart ist, sie sollte nicht am Bart reißen oder ihn strapazieren.

BARTÖL

Bartöl schenkt Bart und Haut Feuchtigkeit. So werden Reizungen und trockene Haut vermieden. Das Öl verleiht zusätzlichen Glanz und Farbe. Es gibt viele verschiedene Düfte, die Sie in einen Holzfäller, Hipster oder Löwenbändiger verwandeln.

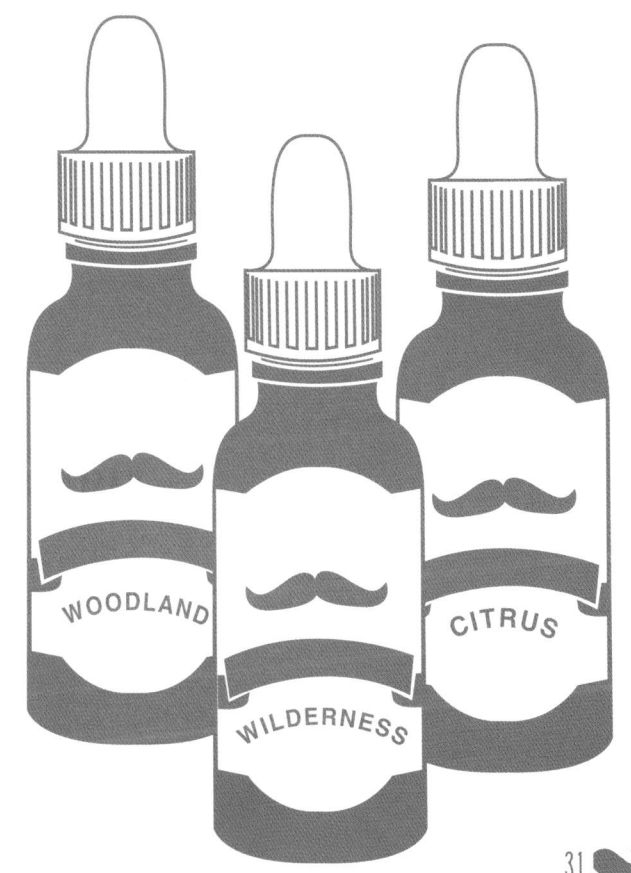

NASENHAARSCHERE

Die Nasenhaarschere hat normalerweise abgerundete Spitzen, damit Sie sich bei Gebrauch nicht in Nase oder Ohren stechen. Nasenhaare sollten geschnitten und auf keinen Fall mit der Pinzette ausgerissen werden. Beim Schneiden kann ein Vergrößerungsspiegel hilfreich sein.

NASENHAARTRIMMER

Ein guter Nasenhaartrimmer entfernt Haare aus Nase und Ohren, ohne zu ziehen oder zu reißen. Er erleichtert das Trimmen kleiner Haare und anderen unerwünschten Haarwuchses. Entscheiden Sie sich am besten für einen, der das Ausspülen in Wasser verträgt und wiederaufladbar ist.

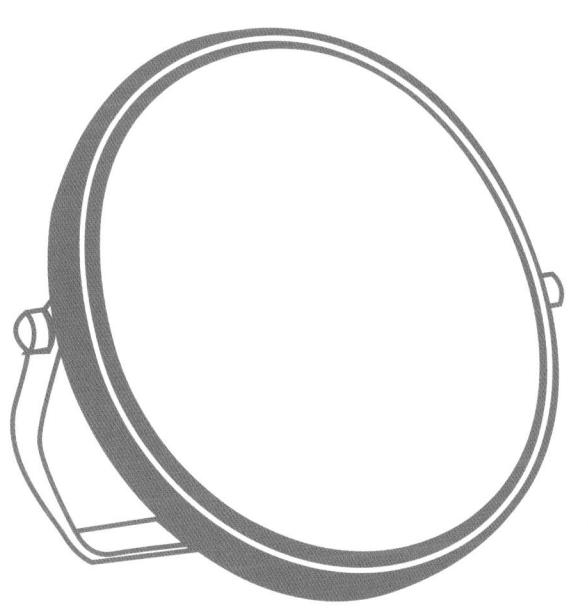

PINZETTE

Eine Pinzette ist für das Zupfen von Haaren unter und zwischen den Augenbrauen nützlich. Sie kostet normalerweise nicht viel und kann für alles Mögliche verwendet werden. Gut, wenn man eine im Badezimmerschrank hat!

RASIERSPIEGEL

Ein Rasierspiegel ist nahezu ein Muss in jedem Badezimmer, damit Sie ein komplettes Bild der Rasur bekommen. Besonders, wenn Sie den Schädel rasieren, kann er äußerst nützlich sein. Der Spiegel kann an der Wand aufgehängt werden, sodass er zum Badezimmerspiegel ausgerichtet wird und Ihren Hinterkopf zeigt. Gern in der Nähe der Dusche – kaufen Sie einen mit Verlängerungsarm, dann können Sie ihn auch dort verwenden.

Rasierpinsel

Auch wenn die Verwendung nicht mehr unbedingt üblich ist, wird er von vielen Bartfans benutzt. Die Borsten massieren das Gesicht und entfernen abgestorbene Hautzellen. Nehmen Sie einen Pinsel mit Dachshaar, es sind viele Ausführungen erhältlich. Es gibt auch Pinsel mit weicheren und festeren Haaren. Wichtig ist, dass man ordentlich Schaum produzieren kann. Nicht vergessen, den Rasierpinsel regelmäßig zu reinigen. Es gibt spezielle Pinselreinigungsmittel, normales Spülmittel kann aber auch verwendet werden.

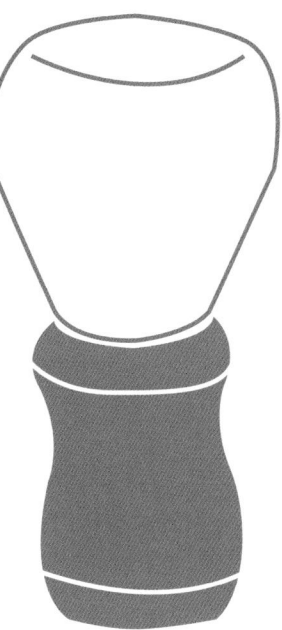

Alaunseife

Auch als Holzstäbe und Stifte erhältlich. Alaun stoppt Blutungen schneller, wenn Sie sich beim Rasieren schneiden. Zum Stoppen von Blutungen beim Rasieren gibt es viele Tricks. Manche bevorzugen Alaun, andere bedecken die Wunden mit kleinen Papierstückchen. Alaun ist ein Naturmittel mit antiseptischer Wirkung. Auf gesunder Haut hat es nach der Rasur einen kühlenden, beruhigenden Effekt. Alaun entfernt Bakterien, stoppt Blutungen und unterstützt, so dass Sie keine entzündeten Follikel oder eingewachsene Haare bekommen.

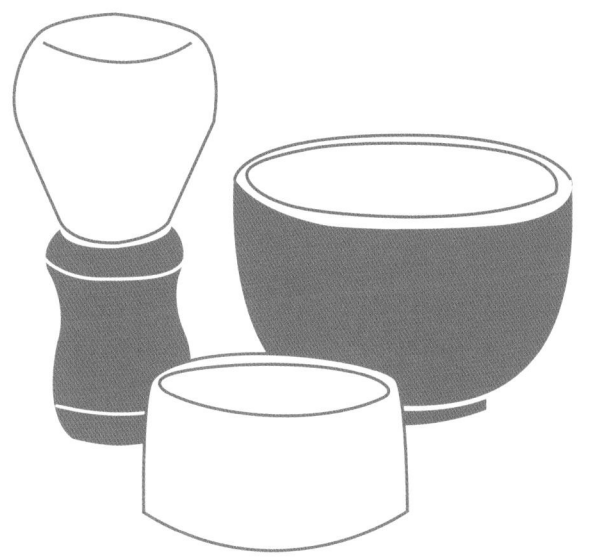

RASIERSCHALE

Rasierschalen gibt es in allen möglichen Formen. Manche mit
Handgriff, andere mit Deckel. Wichtig ist, dass Sie eine Schale wäh-
len, die leicht verwendet werden kann, gern mit etwas höherem
Rand. Oft wird eine schöne Schale gekauft, die auch als Deko im
Bad dient. In der Schale wird die Rasierseife aufbewahrt oder sie
wird als Mischgefäß verwendet, wenn Sie Rasiercreme verwenden.
Die feineren Schalen dürfen nicht in der Spülmaschine gereinigt
werden.

RASIERSEIFE

Es gibt die unterschiedlichsten Varianten. Testen Sie
eine mit nicht zu starkem Duft. Wichtig ist, dass sie ordentlich schäumt. Seifen, die viel Glyzerin enthalten,
erleichtern das Gleiten der Rasierklinge.

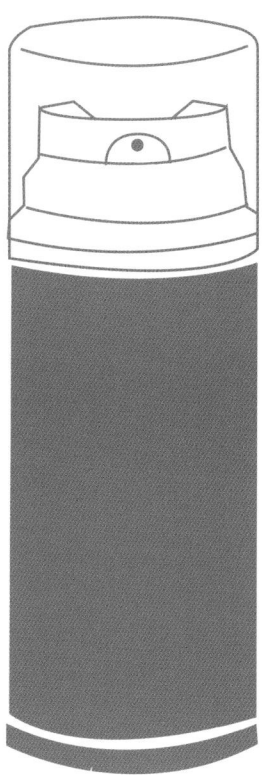

RASIERSCHAUM

Rasierschaum kann mit oder ohne Rasierpinsel verwendet werden.
Er wird entweder in der Hand aufgeschäumt und auf das Gesicht
aufgetragen oder in eine Rasierschale gegeben, in der mit dem
Pinsel aufgeschäumt wird. Wie für die meisten ähnlichen Produkte
ist es Hauptaufgabe des Rasierschaums, eine glatte, schützende
Schicht zu bilden, die der Rasierklinge das Gleiten über die Haut
erleichtert.

RASIERGEL

Rasiergel ist bei stärkerem oder gröbe-
rem Bartwuchs geeignet. Es kann schwer
sein, zwischen Rasiergel und -schaum zu unterscheiden. Das Gel schäumt normalerweise aber nicht
so wie der Schaum, sondern legt sich als durchsichtige
Schicht auf die Haut. Gut, wenn Sie scharfe Linien ziehen
möchten, weil das Gel das Gesicht nicht zuschäumt. Sie sehen genau, wo Sie rasieren. Rasiergel in Tuben ist normalerweise transpa-
rent und schäumt nicht.

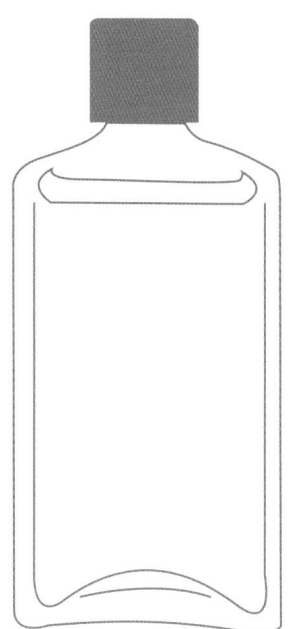

Rasierwasser

Aufgabe des Rasierwassers ist es in erster Linie, antiseptisch auf die kleinen Wunden zu wirken, die während der Rasur entstehen. Heute ist Rasierwasser häufig nur Parfüm. Es kann auf der Haut brennen. Auch hier ist es gut, mit einer Marke zu beginnen, die mild parfümiert ist.

Bartshampoo und balsam

Das Waschen des Barts kann mindestens so wichtig wie die Kopfwäsche sein. Besonders, wenn der Bart Mund und Nase umgibt, hier können Verschmutzungen haften. Bei größerem oder längerem Bart kann es auch nötig sein, Bartbalsam für Glanz und zusätzliche Nährstoffe zu verwenden. Der Balsam sollte für ein gutes Ergebnis einige Minuten einwirken.

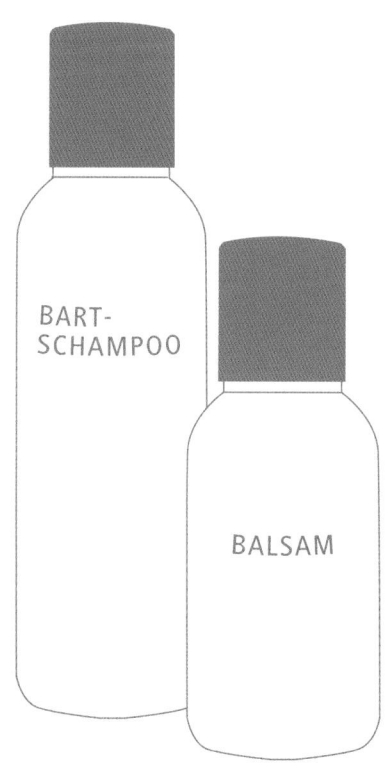

BART-
SCHAMPOO

BALSAM

GESICHTSCREME

Gesichtscremes werden meist von Frauen verwendet, aber auch für Männer gibt es eine Reihe spezieller Produkte. Eine gute Gesichtscreme sollte man im Badezimmerschrank haben, besonders, wenn Sie sich täglich glatt rasieren. Um die Auswahl zu erleichtern, beginnen Sie wie bei allen anderen Produkten mit neutralen Cremes.

BARTWICHSE

Bartwichse oder Bartwachs wird zum Formen des Bartwuchses verwendet. Vielleicht möchten Sie den Bart zwirbeln, formen oder einfach glätten, damit er nicht stört. Weil Barthaare viel kräftiger als die Kopfbehaarung sind, benötigt man spezielle Bartwichse, um den Oberlippenbart unter Kontrolle zu halten. Für Frisuren, die nach oben zeigen, ist stärkere Bartwichse nötig. Sie kann zwischen den Fingern angewärmt werden. Weichere reicht für das einfache Formen des Bartes. Nehmen Sie den Bartkamm zum Einarbeiten der Bartwichse.

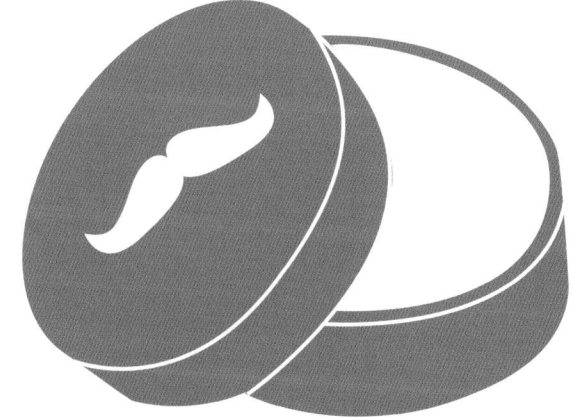

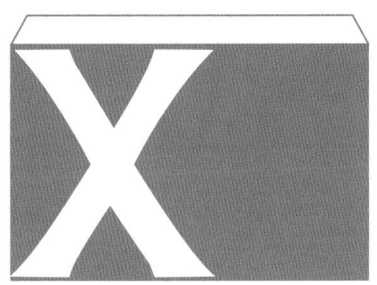

Enthaarungsmittel

Manche Männer verwenden lieber Enthaarungsmittel, statt verschiedene Bereiche des Körpers zu rasieren. Heute gibt es viele verschiedene Marken, die bei der Entfernung von Haaren ohne Hobel oder Trimmer helfen. Sie können die Mittel für Gesicht, Rücken, Brust, Beine, Füße und Arme oder zur Haarentfernung an edleren Teilen benutzen. Sie sind besonders gut für Stellen, die schwer erreichbar sind oder an denen Sie sich aus verschiedenen Gründen nicht rasieren möchten. Enthaarungsmittel sind beispielsweise als Pulver, Gel, Spray oder Creme erhältlich.

Färben des bartes

Der Bart kann mit Augenbrauenfarbe, normaler Haarfarbe oder spezieller Bartfarbe gefärbt werden. Die Färbung kann das i-Tüpfelchen für eine Bartfrisur sein, da der Bart auffälliger und dicker aussieht. Wenn Sie testen möchten, wie Sie mit einem Bart aussehen könnten, der eine Nuance dunkler ist, probieren Sie es mit Mascara aus — sie ist am Abend leicht auswaschbar. Sie können den Bart auch bleichen, das jedoch strapaziert das Haar.

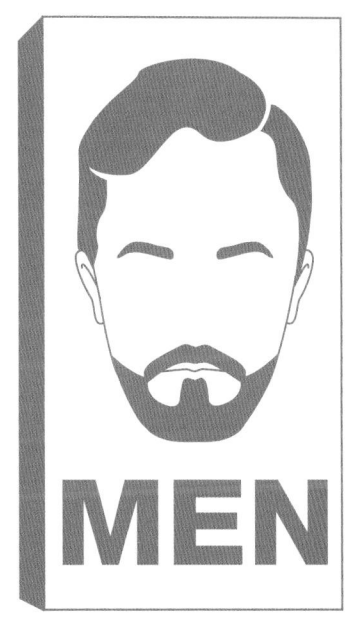

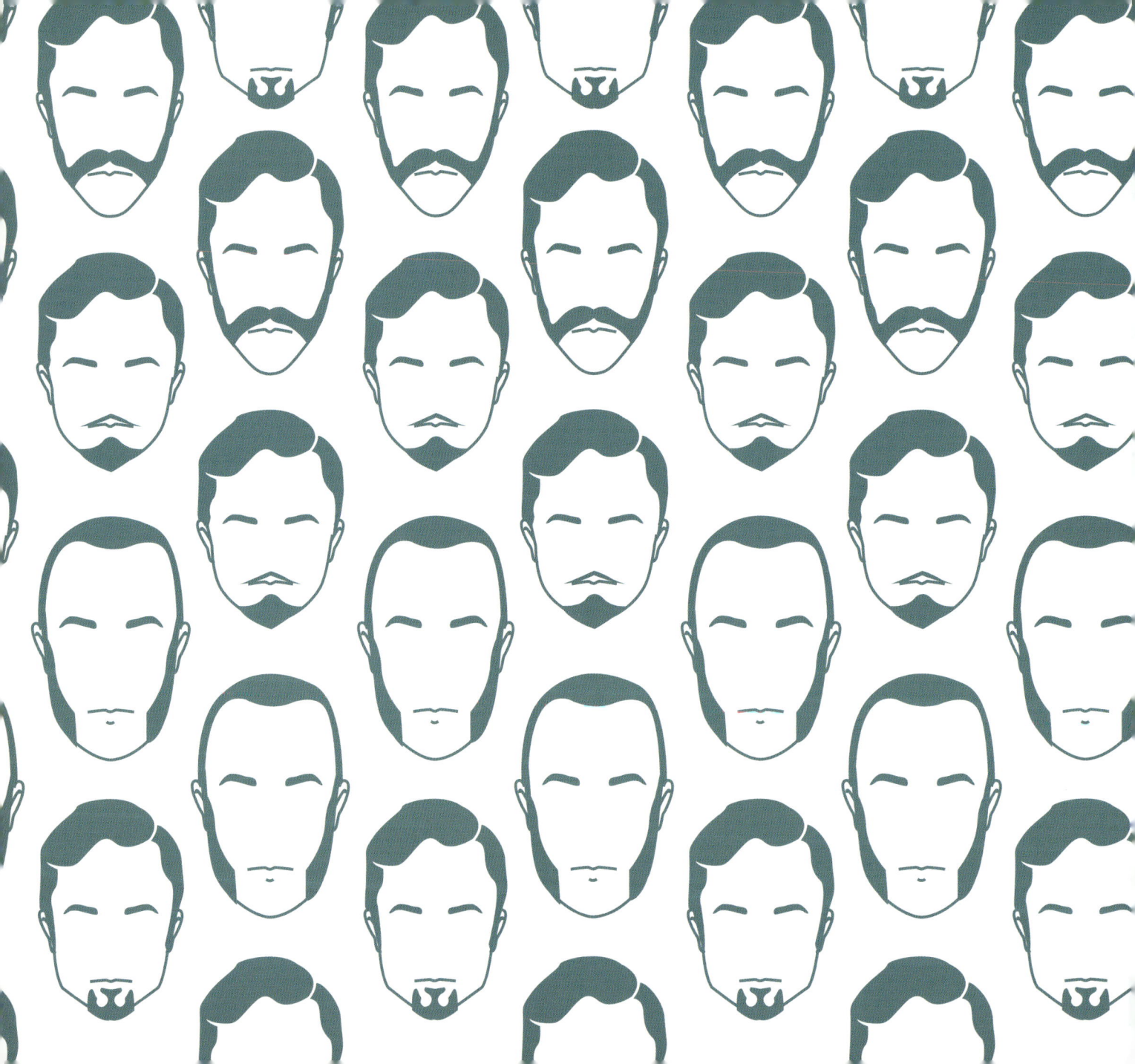

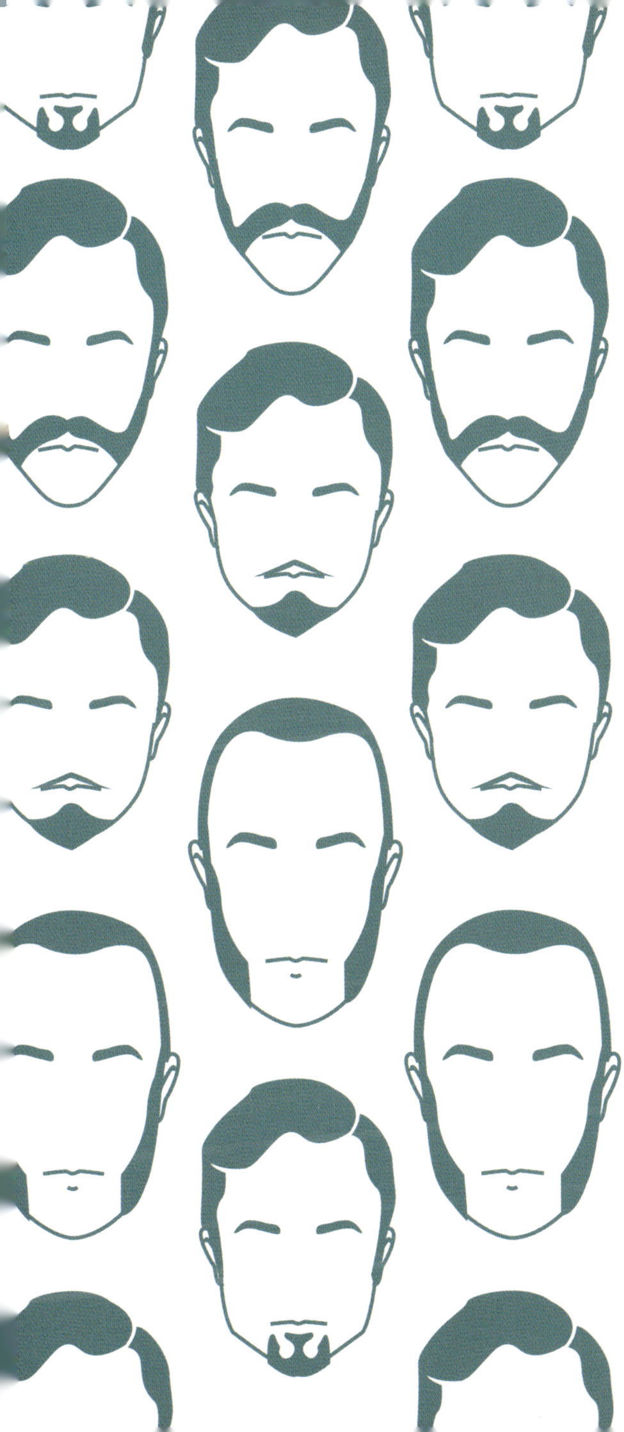

GESICHTSFORMEN

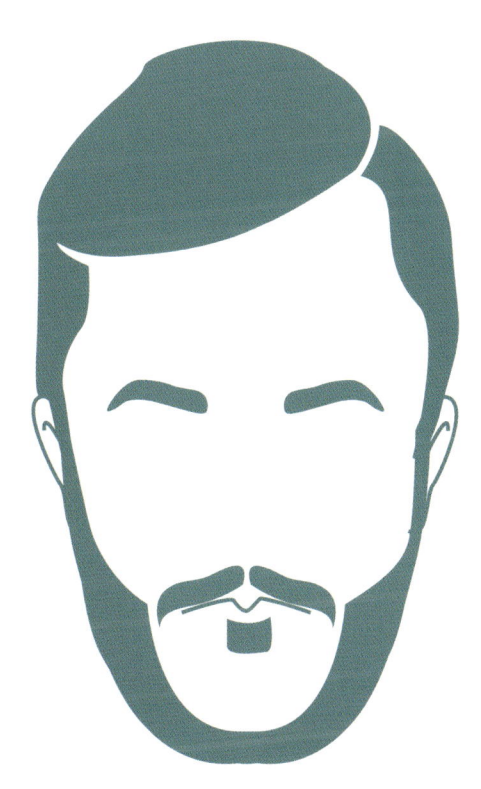

RUNDE GESICHTSFORM

Runde Gesichter brauchen mehr Struktur und Linien. Vermeiden Sie dicke Koteletten oder Frisuren, die das Gesicht nur einrahmen. Das macht die runde Form nur auffälliger. Der Ankerbart (S. 84) betont das Kinn und vermeidet den Kugeleffekt. Auch die Frisur des Kopfhaars ist entscheidend für die Wirkung des Gesichts – versuchen Sie es eher mit einem Undercut und mehr Haar am Oberkopf, um die Gesichtsform mehr zuzuspitzen.

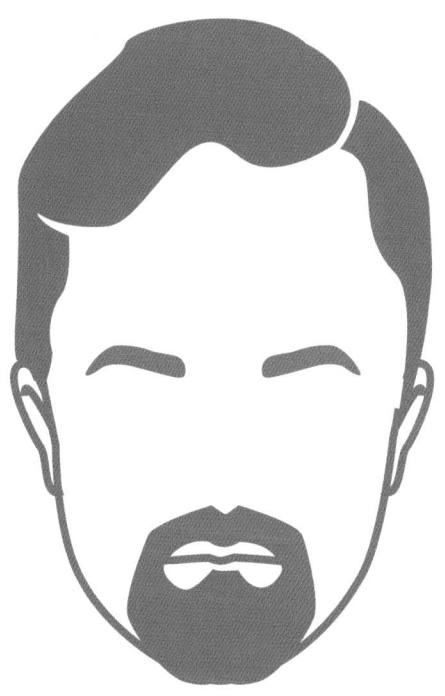

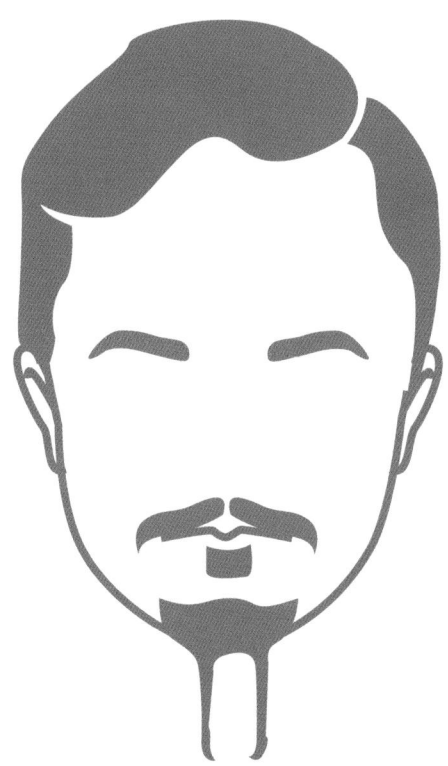

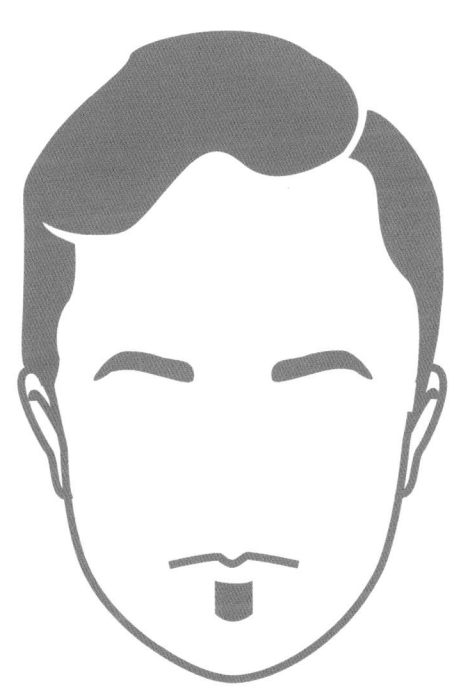
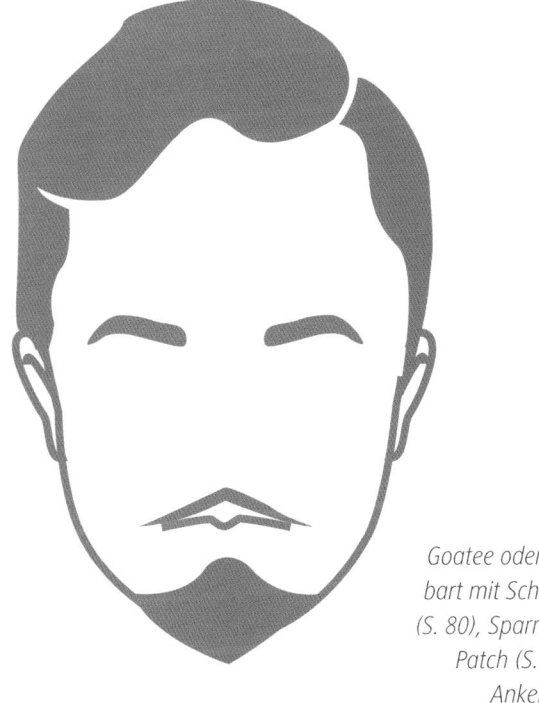

Goatee oder Ziegen-bart mit Schnurrbart (S. 80), Sparrow, Soul Patch (S. 82) und Anker (S. 84).

43

Bei langer oder rechteckiger Gesichtsform möchte man vielleicht den Eindruck schaffen, das Gesicht sei etwas kürzer. Bärte, die das Kinn betonen oder das Gesicht verlängern, sind hier nicht ratsam. Große Oberlippenbärte wie der Schnauzer (S. 106), Magnum (S. 136) oder der Pornobalken (S. 128) passen hier ausgezeichnet. Sie brechen die längliche Linie und lassen das Gesicht oval aussehen.

Hamsterbacken (S. 160) mit Bart, Hollywoodian (S. 68), Olde English (S. 70) und Mutton Chops (S. 146).

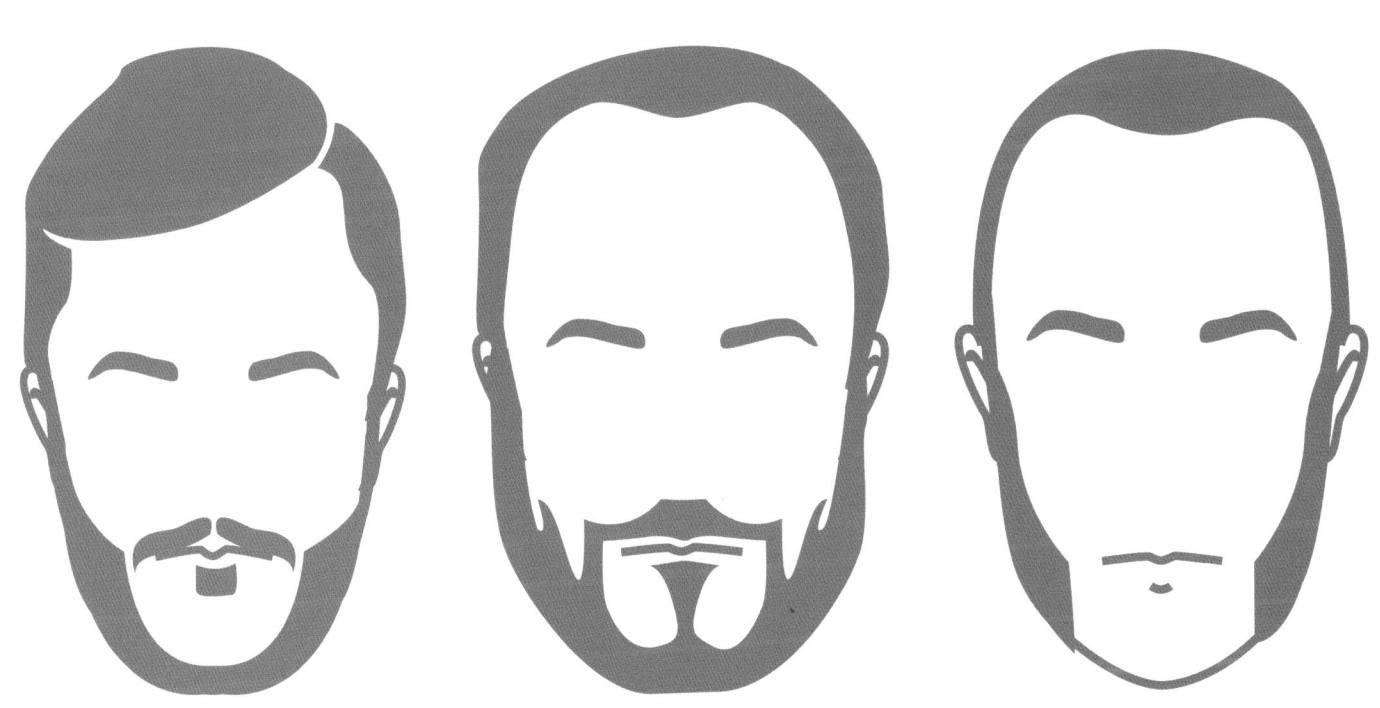

VIERECKIGE GESICHTSFORM

Ein viereckiges Gesicht zeigt oft eine kräftige Knochenstruktur – und das wird angestrebt. Vermutlich treten Kinn, Wangen und Stirn bei Ihnen klar hervor. Die Frisur, die Sie als Gesichtsbehaarung wählen, kann diese Kantigkeit betonen. Vielleicht möchten Sie das Eckige aber auch durch einen Goatee oder ähnliche Frisuren abmildern. Der Handlebar (S. 118) oder eine Ziegenbartform mildern die Kantigkeit ausgezeichnet.

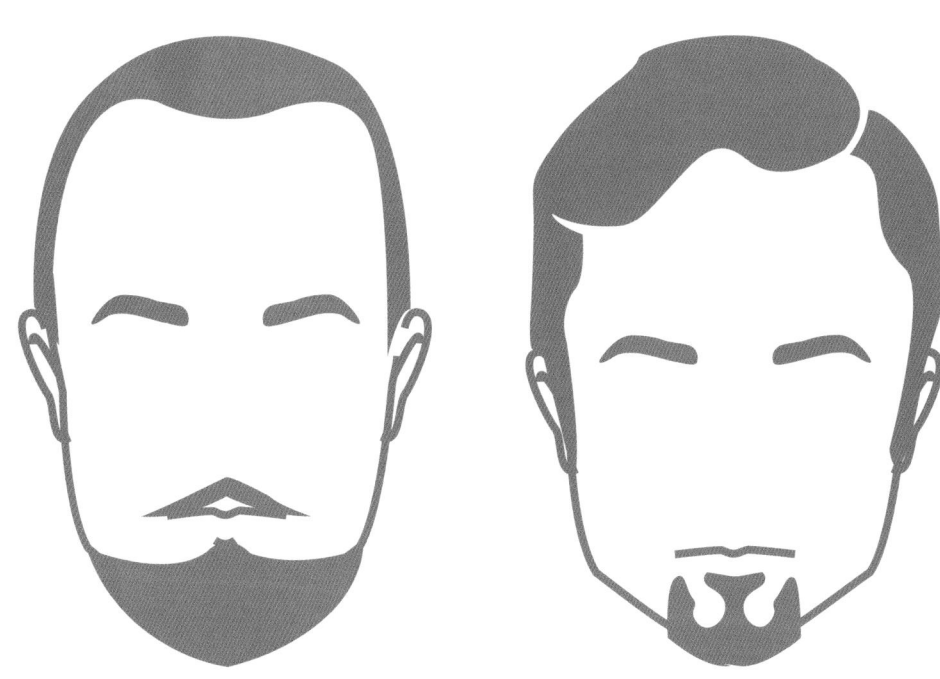

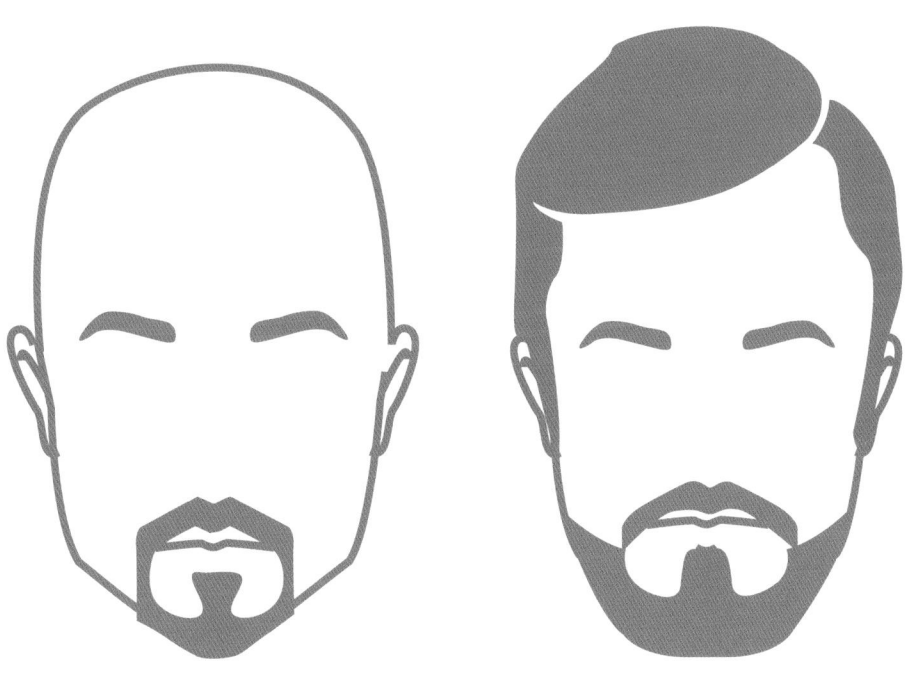

*Erweiterter Ziegenbart, Anker (S. 84)
ohne Schnurrbart, Ziegenbart mit
Oberlippenbart (S. 80) und Holzfäller
(S. 66) mit freiem Schnauzbart.*

47 🥨

DREIECKIGE GESICHTSFORM

Bei dieser Gesichtsform ist die Stirn häufig breit, das Kinn jedoch recht klein. Mit dem Bart möchten Sie Ihr Kinn optisch verbreitern, sodass es zur Stirn passt. Entscheiden Sie sich dabei für Frisuren mit Bart auf den Wangen. Tragen Sie gern lange Kotelette, damit das Kinn weniger spitz wirkt. Lieber keinen Ziegenbart wählen oder Frisuren, die das Kinn verlängern, dann wird die dreieckige Form nämlich stärker betont.

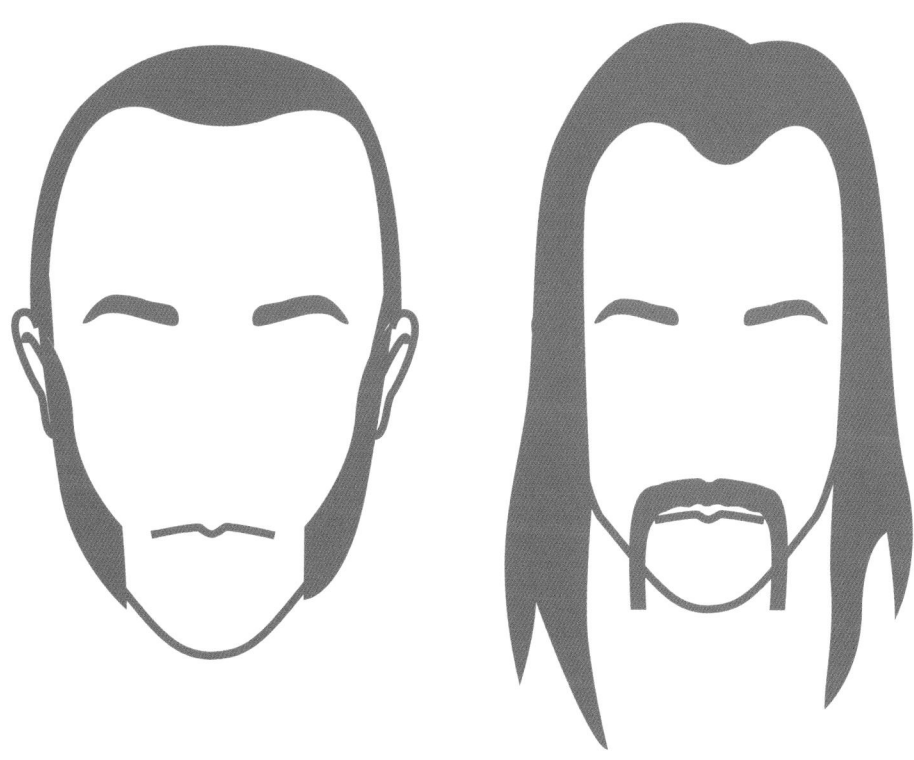

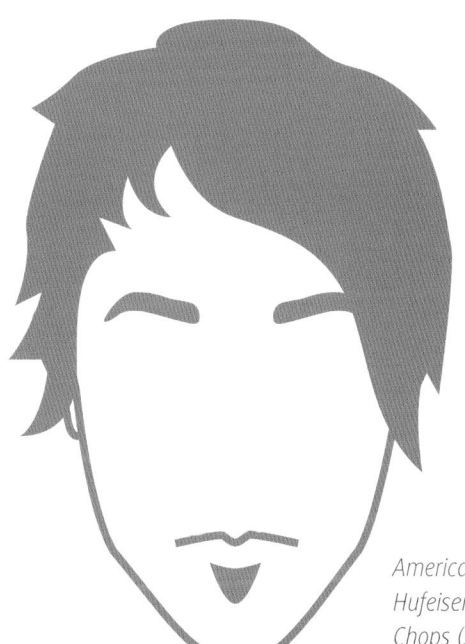

American Football (S. 149), schmaler Hufeisenbart (S. 110), normale Mutton Chops (S. 146) und Soul Patch (S. 82).

OVALE GESICHTSFORM

Die meisten Menschen haben ein ovales Gesicht. Sie können experimentieren, was am besten zu Ihnen passt und welche Gesichtspartien Sie betonen möchten. Vollbart (S. 58) oder Dreitagebart (S. 62) sind perfekt, um vorhandene Vorzüge hervorzuheben, ohne die Gesichtsform wesentlich zu ändern.

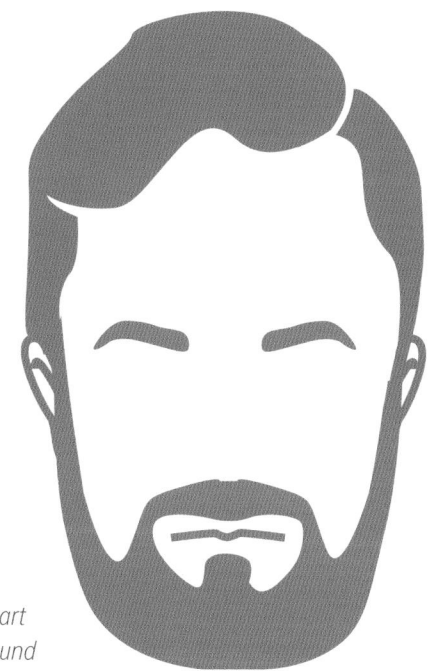

Crusader (S. 76), Strindbergbart (S. 116), Hipster-Bart (S. 74) und Holzfällerbart (S. 66).

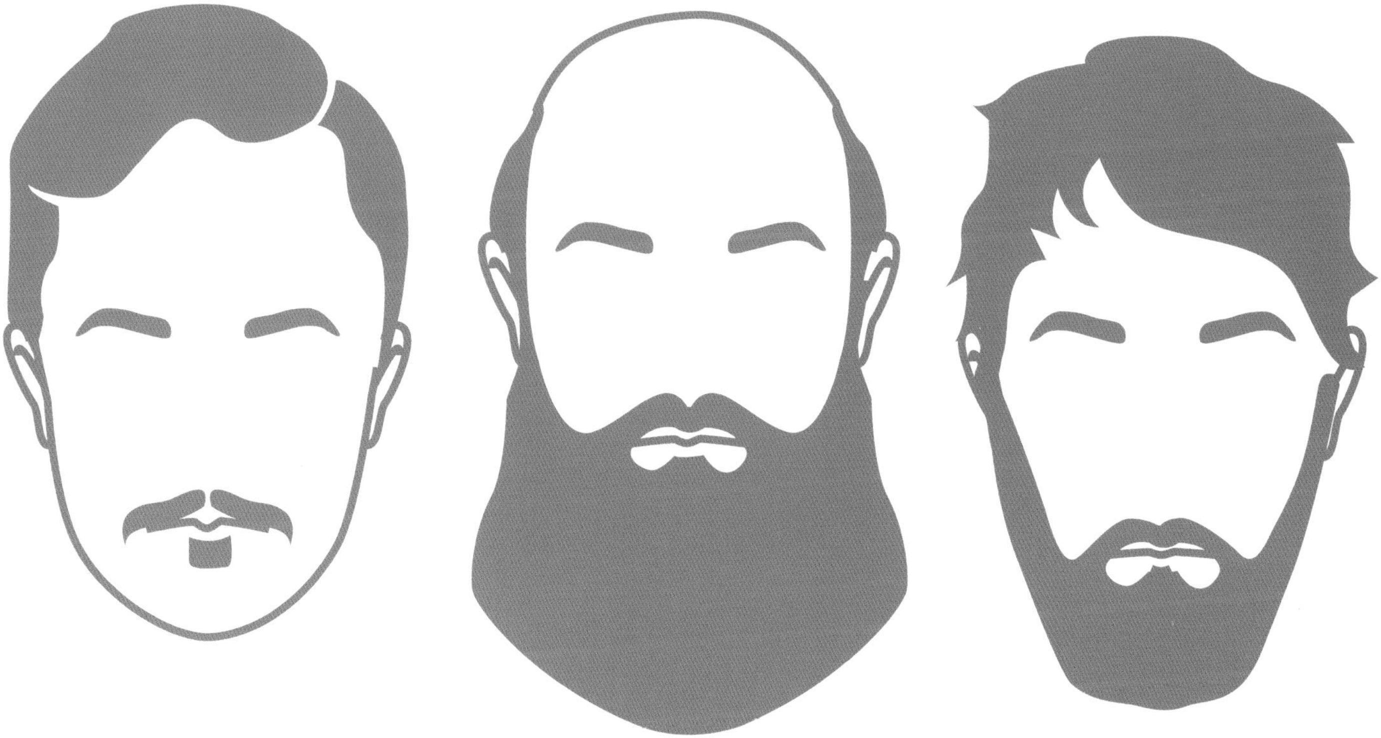

GROSSE GESICHTSFORM

In einem großen Gesicht kann ein kleinerer Oberlippenbart wie der Clark-Gable-Bart (S. 102) oder der Handlebar (S. 118) leicht armselig aussehen. Entscheiden Sie sich lieber für etwas üppigere Schnäuzer und Bärte. Bei einem großen Gesicht ist ein recht wild wachsender Bart eine gute Wahl, ohne dass Sie dahinter verschwinden. Zu einem solchen Bart können Sie eine entspannte Einstellung entwickeln und nur frisieren, wenn Sie Zeit und Lust dazu haben. Gute Frisuren sind ein längerer Vollbart (S. 58), der Hipster-Bart (S. 74) oder Highway 1 (S. 78). Oberlippenbärte, die Sie testen können, sind größere Varianten des Strindbergbarts (S. 116) oder der Pornobalken (S. 128).

Playoff-Bart (S. 64) und Magnum-Schnauzbart (S. 136).

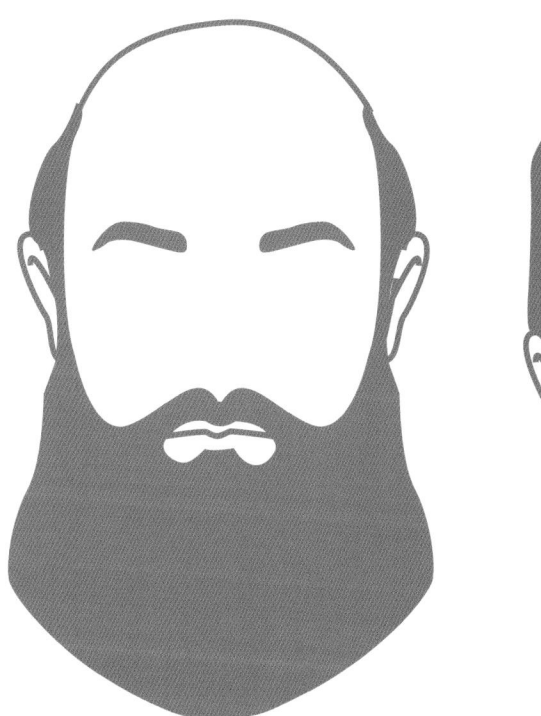
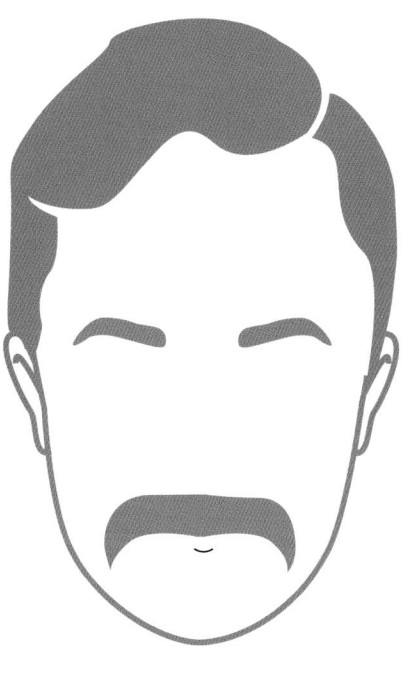

Ein kleines Gesicht eignet sich perfekt für die schmaleren, aber exakt getrimmten Frisuren. Natürlich geht der Dreitagebart immer (S. 62), ebenso wie Verdi (S. 72) und der gepflegte Ziegenbart. Auch der Clark-Gable-Bart (S. 102) sieht in schmalen Gesichtern gut aus. Er bedeckt nicht alles, sondern schafft ein Gleichgewicht zwischen Gesichtszügen und Frisur.

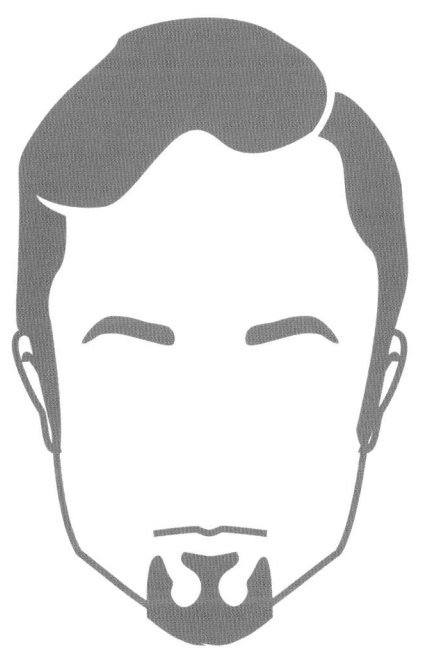
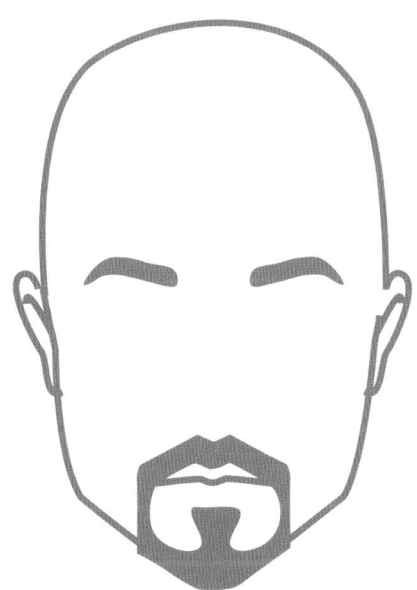

Anker (S. 84) und verschiedene Ziegenbärte (S. 80) sind für kleinere Gesichtsformen gut geeignet.

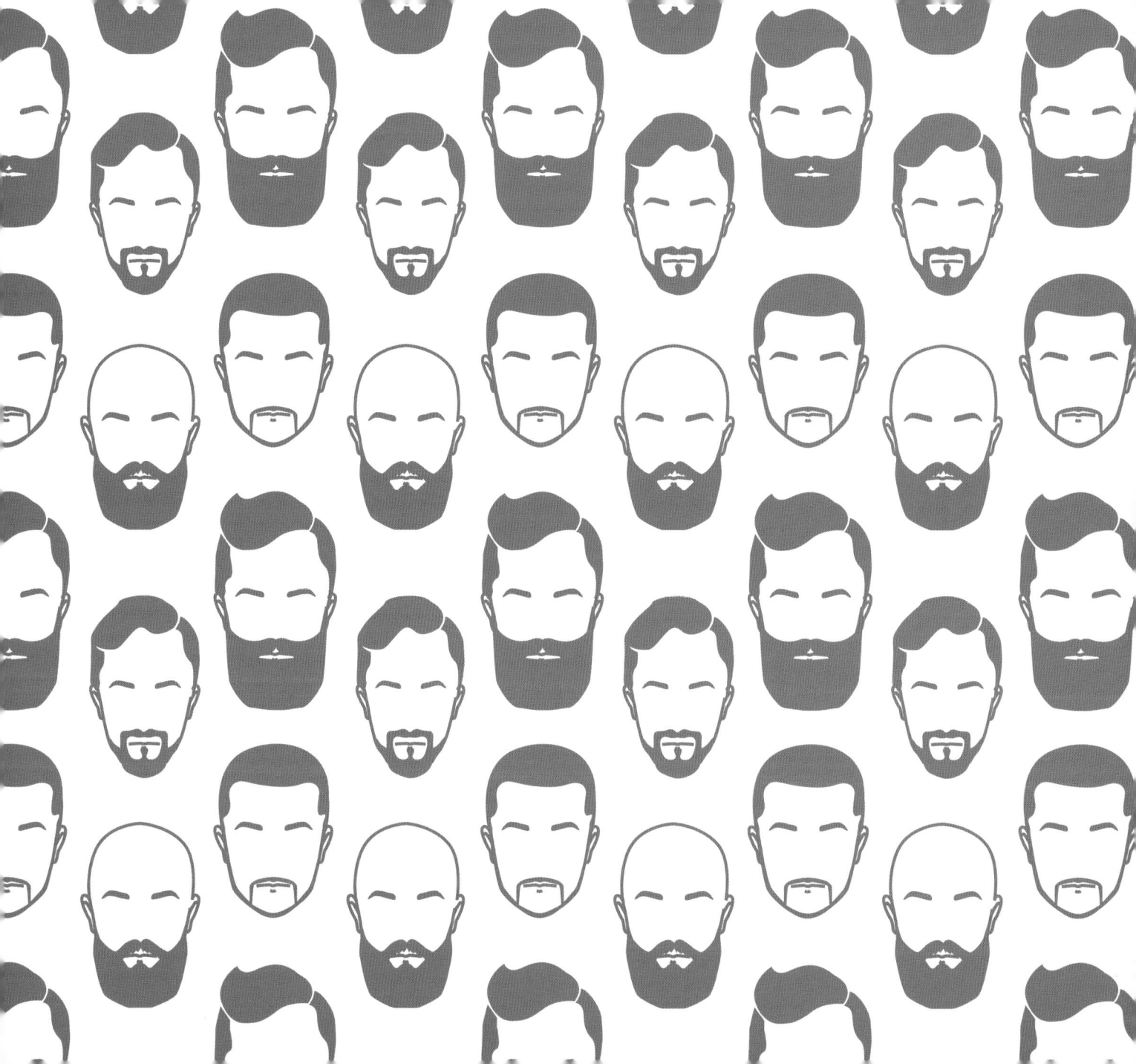

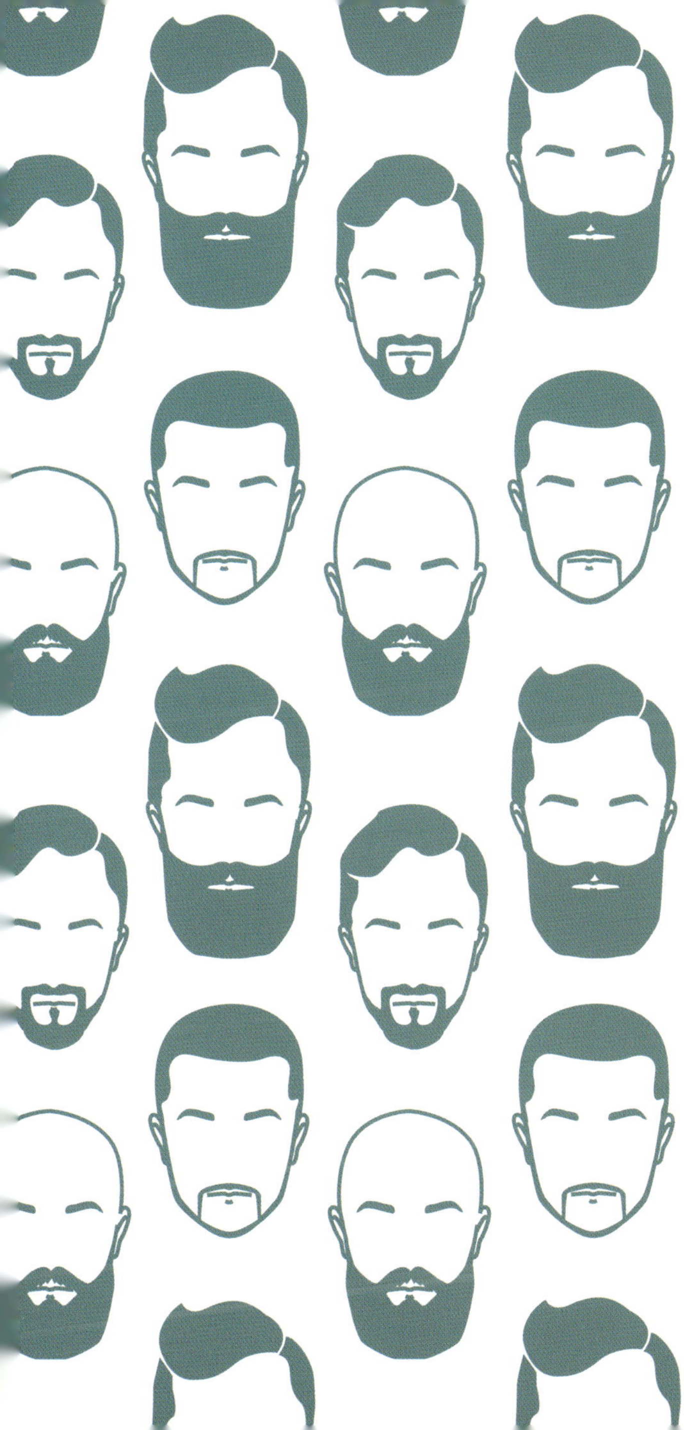

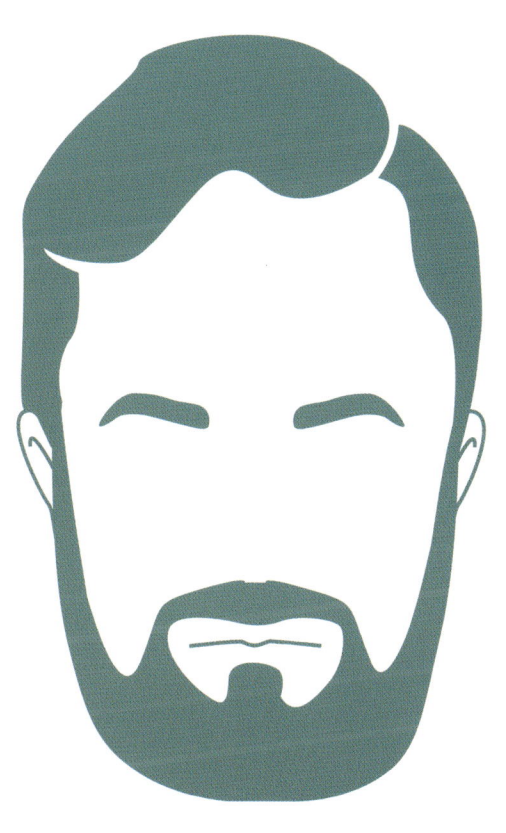

Der Bart

Der Bartwuchs ist bei allen Männern unterschiedlich. So passen auch nicht alle Frisuren oder Bärte zu allen Personen. Oft dauert es ein bisschen, bis der Bartwuchs in Gang kommt, etwa im Alter von 25 Jahren oder später. Viele haben vielleicht nie versucht, den Bart richtig wachsen zu lassen, sondern sofort rasiert, wenn sich die ersten Haare zeigen oder zu lang werden. Wenn sie versuchen möchten, sich einen Bart, Oberlippenbart oder Koteletten wachsen zu lassen, geht das gut im Urlaub oder in einem Zeitraum, in dem Sie die Gesichtshaare für mindestens vier Wochen frei wachsen lassen können. Oder so lange, bis der Bart dicht genug ist. Danach können Sie einen Barbier besuchen, der Ihnen Tipps und Empfehlungen dazu gibt, welche Bartfrisuren zu Ihnen, Ihrer Bart- und Gesichtsform passen.

Es gibt Unmengen von Tipps, den Bart schneller wachsen zu lassen – leider funktionieren die meisten nicht. Massagen, Nahrungsergänzung oder gesunde Ernährung helfen dabei nicht, können aber trotzdem von Vorteil sein. Wie der Bart wächst, hängt von den männlichen Hormonen Androgenen ab. Es kann also bis zum Ende der Zwanziger dauern, bis das Hormon den Bartwuchs beeinflusst. Deshalb ist das Rennen längst nicht gelaufen, wenn Sie meinen, anfangs nur einen dürftigen Teenager-Moustache (S. 100) realisieren zu können. Dieses Kapitel gibt Tipps für ganz unterschiedliche Bartfrisuren, von denen Sie sich inspirieren lassen können.

Vollbart

Ein Bart, der Kinn und Teile der Wangen bedeckt und mit den Koteletten zusammenwächst. Die beste Zeit, sich einen Vollbart stehen zu lassen, ist der Urlaub oder ein längerer Zeitraum, in dem Sie nicht so elegant aussehen müssen. Der Hals wird am besten bis einige Zentimeter unter dem Kehlkopf rasiert. An den Wangen darf der Bart natürlich wachsen. Wenn Sie jedoch finden, dass er dort zu hoch wächst, können Sie einen Linie vom Ohrläppchen bis zum Beginn des Schnurrbarts ziehen und die Haare entfernen, die sich über dieser Linie befinden (siehe S. 14). Rasieren Sie jedoch nicht zu weit hinunter, dann besteht das Risiko, dass Sie bei einem Old Line Beard landen (S. 88).

Ein Vollbart braucht einige Jahre, um richtig gut auszusehen. Denken Sie daran, wenn Sie es sprießen lassen!

• Während der Bart wächst, können Sie ihn alle 4–5 Monate beim Barbier trimmen lassen. Wächst das Haar am Hals schneller als im Gesicht, können Sie selbst trimmen, so dass alle Partien ungefähr gleich lang sind.

• Pflegen Sie Ihren Bart. Wenn Sie einen längeren Bart tragen möchten, müssen Sie ihn pflegen, damit er schön bleibt. Waschen Sie ihn mit speziellem Bartshampoo und kämmen Sie ihn, um das Öl von der Haut in den Bart zu verteilen. Seien Sie mit Bürste und Kamm jedoch vorsichtig, sie strapazieren das Haar.

• Falls möglich, sollten Sie den Vollbart irgendwann im Leben ausprobieren ... Alles andere wäre doch eine Schande?

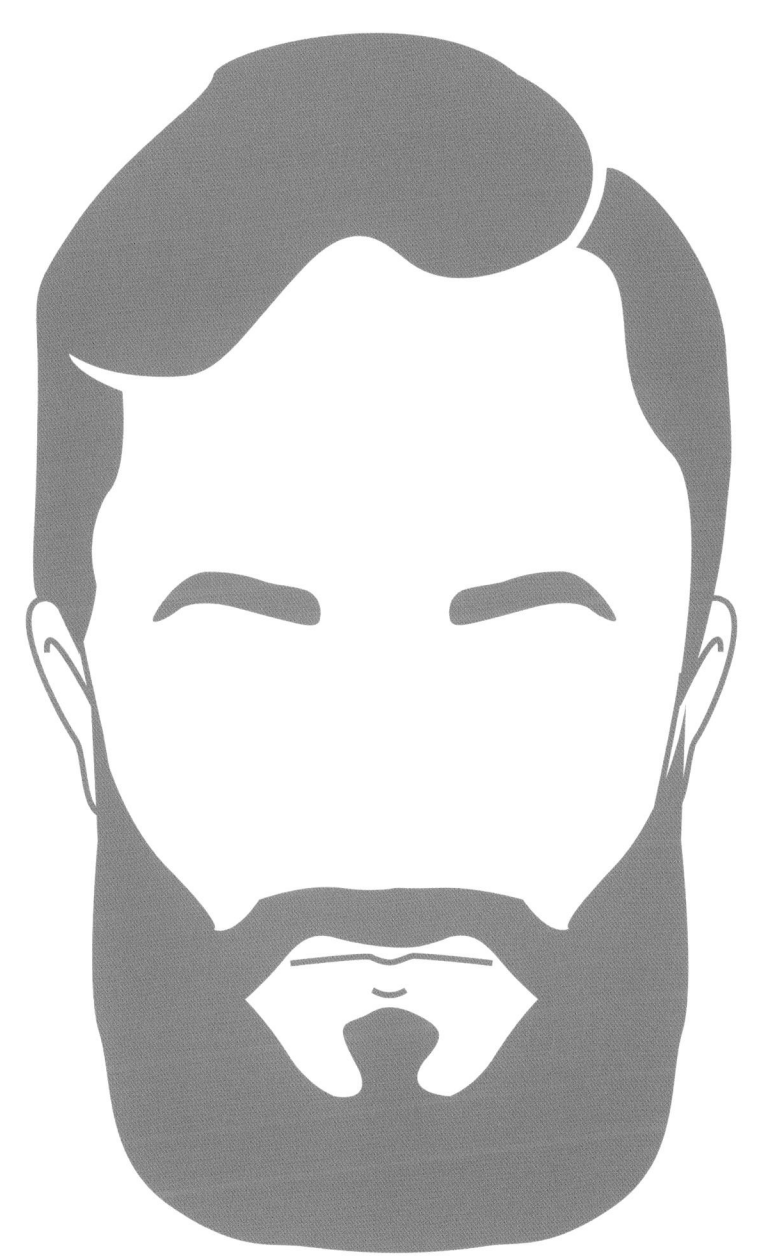

59

GLATTRASIERT

Eine Glattrasur entfernt alle Stoppeln. Nach einigen Tagen sehen Sie dunklere „Schatten" an den Stellen, an denen der Bart wächst. Die exakteste Rasur erreicht man laut Experten bei der Nassrasur mit dem Rasiermesser. Es kann etwas dauern, bis man diese Technik beherrscht. Ein System- oder Mehrklingenrasierer (S. 26) tut es auch.

• Legen Sie vor der Rasur einen Waschlappen oder ein kleines Handtuch auf Ihr Gesicht, getränkt mit warmem Wasser, um die Poren zu öffnen. Spülen Sie das Tuch dann in kaltem Wasser und legen Sie es wieder über das Gesicht, um die Poren zu schließen.

• Rasieren Sie sich nie in Hektik. Es klingt zwar selbstverständlich, aber nehmen Sie sich Zeit, wenn Sie so exakt an der Haut rasieren. Sonst kommt es zu vielen Schnittwunden.

• Rasierpickel und Reizungen entstehen, wenn Bakterien in die Follikel gelangen. Benutzen Sie daher ein mildes Rasierwasser (S. 37), das die Haut nach der Rasur desinfiziert.

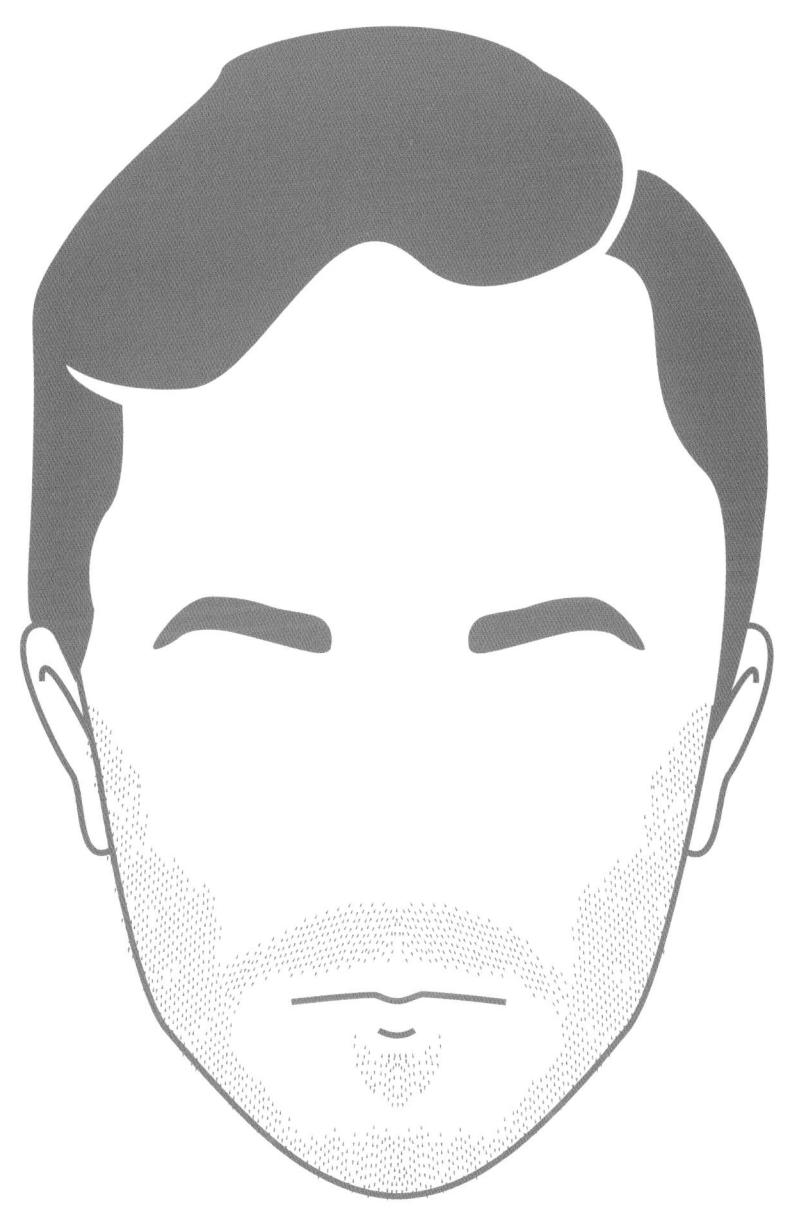

DREITAGEBART

Der Dreitagebart war lange die beliebteste Bartfrisur. Sie rasieren sich am ersten Tag. Die Rasur hält mindestens eine Woche, denn Viertagestoppeln machen wirklich etwas her. Sie können den Bart mit dem Trimmer und einer Klinge von wenigen Millimetern trimmen, dann bleibt der Dreitagebart konstant.

• Eine stoppelige Frisur ist pflegeleicht. Sie rasieren sich am Montag und lassen den Bart dann für den Rest der Woche wachsen (in jüngeren Jahren ist es nicht ungewöhnlich, dass es eine Woche dauert, bevor Stoppeln zu sehen sind). Dann sollten Sie den Bart nur nach Bedarf mit dem Trimmer pflegen.

• Ein Dreitagebart unterstreicht Männlichkeit und Lässigkeit. Jeden Tag glatt rasiert zu sein (S. 60), kann schnell zu ordentlich wirken, während der Vollbart (S. 58) vielleicht zu viel des Guten ist. Deshalb ist der Stoppelbart für viele Männer die perfekte Frisur.

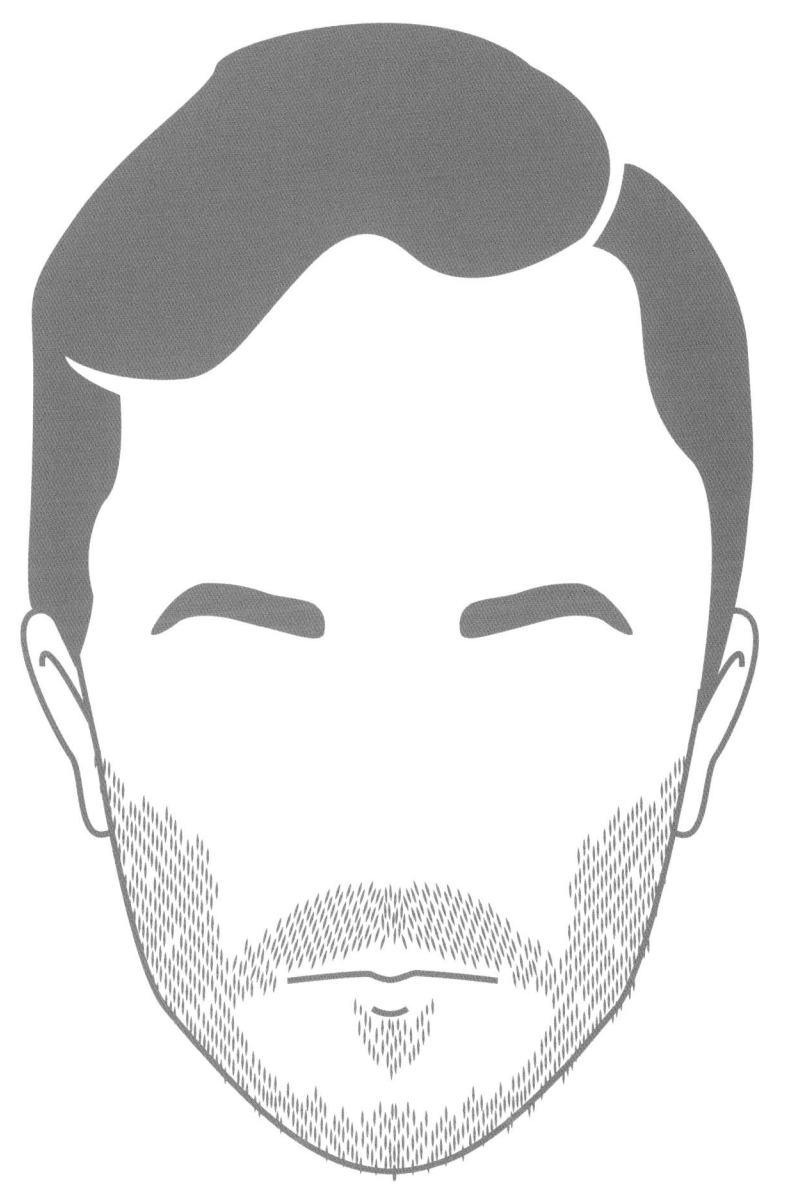

63 🥸

PLAYOFF-BART

Das nahm seinen Anfang in den 80er-Jahren in der NHL. Die Hockey-Spieler verzichteten bis zum Endspiel auf die Rasur. Bestimmt war es eigentlich so, dass die Zeit zum Rasieren auf dem Weg zum Pokal einfach fehlte – dann aber griff der Aberglaube! Denn die Stärke sitzt ja bekanntlich in den Haaren, oder nicht? Ein Playoff-Bart ist ein anarchistischer Vollbart: Sie müssen einfach gar nichts damit machen. Nicht trimmen, nicht formen. Vielleicht noch nicht einmal waschen. Sie werden einfach zum Wilden.

• Tolle Sache bei Schiffbruch, bei Hockeyspielen in der Playoff-Phase oder wenn Sie aussteigen und in den Wald ziehen möchten.

• Passt eher nicht zu anderen als den drei genannten Gelegenheiten.

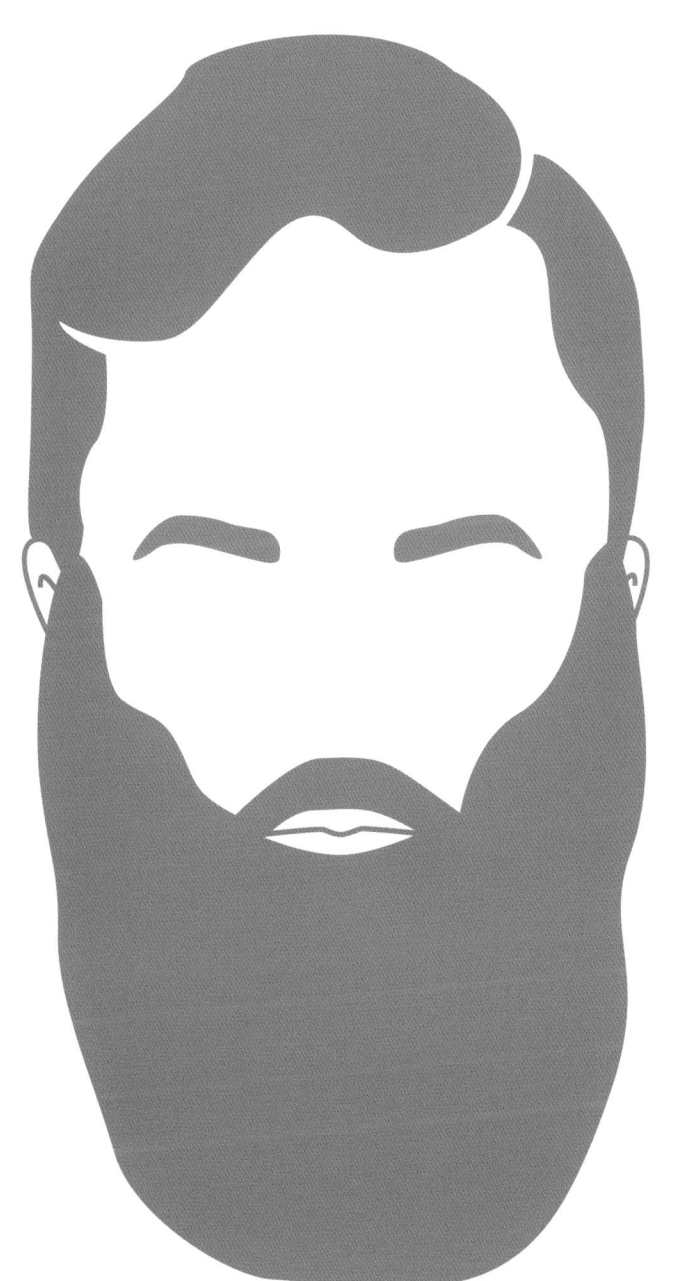

65

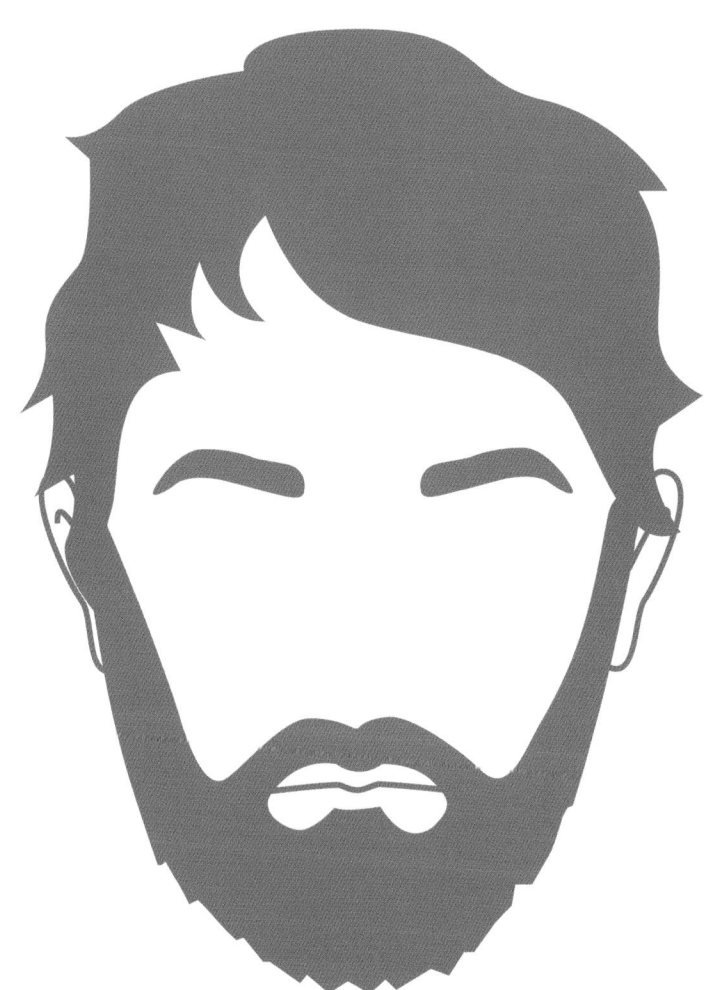

Ein Holzfällerbart ist etwas mehr in Form gebracht als der Playoff-Bart. Er hat große Ähnlichkeit mit einem Hipster-Bart (S. 74). Vielleicht setzen Sie die Wangenlinie (S. 14) wie einen etwas aufgeräumteren Holzfällerbart an (siehe Abbildung auf der nächsten Seite) oder Sie lassen ihn frei wachsen. Abgesehen vom aktuellen Trend erhalten Sie mit einem Holzfällerbart häufig zusätzliche Punkte auf dem Erwachsenenkonto. Sie sehen erwachsener, männlicher und vertrauenerweckender aus.

• Besonders schön im Winter, wenn der Schnee ins Gesicht weht. Im Sommer kann ein kurzgeschnittener Holzfällerbart besser sein ... eine Art Kahlschlag ...

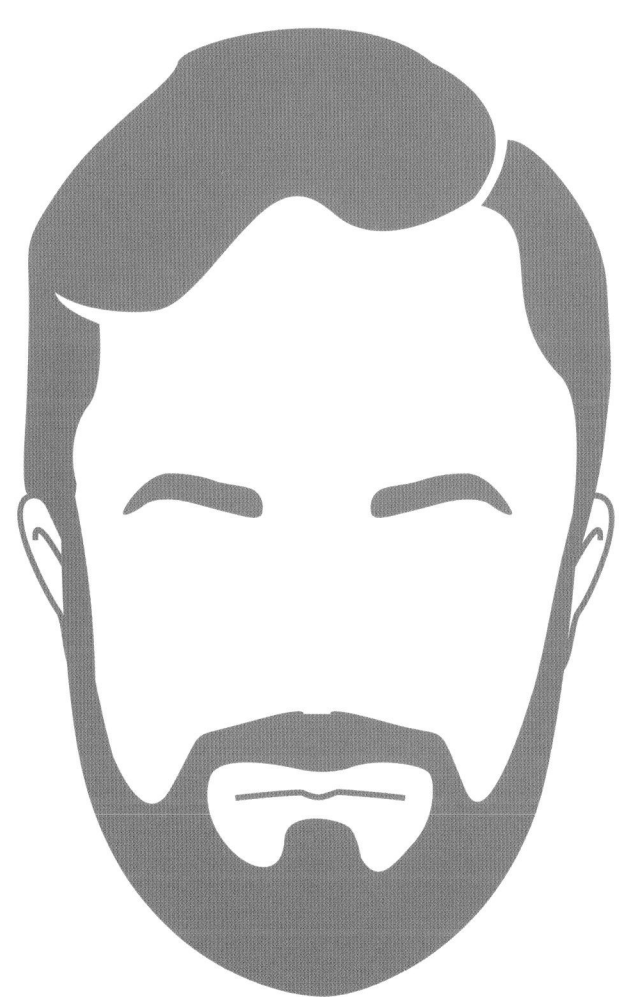

Ein etwas definierterer, gekämmter Holzfäller ist zu Hause wie auch in der Stadt immer passend.

• Das beste am Holzfäller- oder Vollbart ist, dass Sie beim Nachdenken leicht über ihn streichen können. Egal, ob Sie darüber nachdenken, was Sie zu Mittag essen oder ob es um die großen, philosophischen Fragen geht, jeder wird aufmerksam auf Ihre Entscheidung warten. Das Streichen über den Bart wirkt nämlich hypnotisierend.

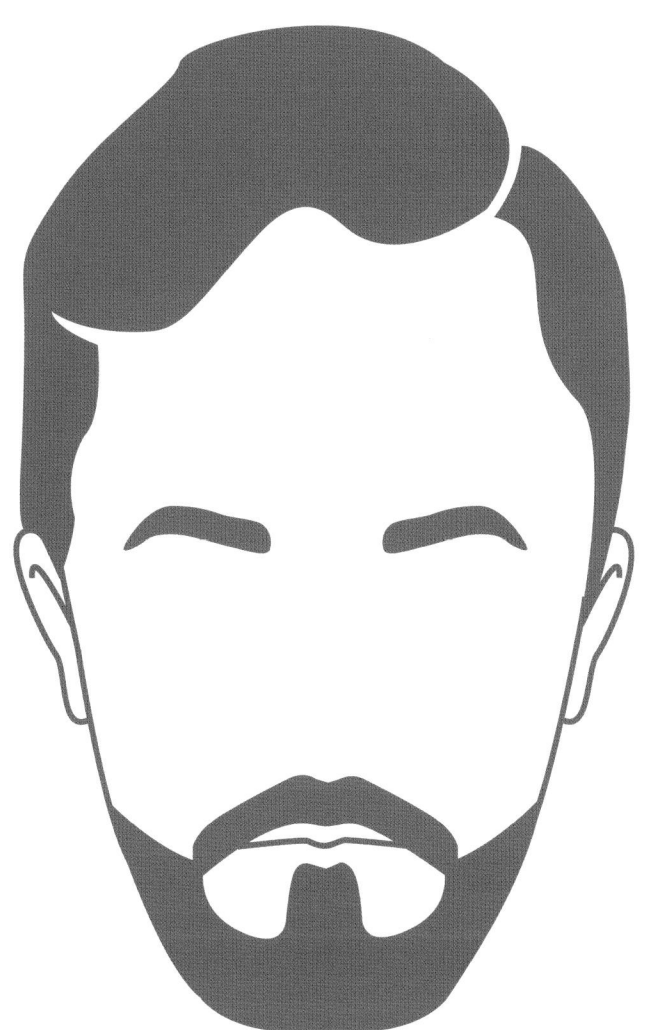

In Hollywood hat sich in den letzten fünf Jahren ein starker Trend entwickelt. Viele unserer großen Filmstars haben sich ansehnliche Bärte stehenlassen, die nach Hollywood benannt sind, weil sie gerade hier üblich sind. George Clooney, Brad Pitt und Ryan Gosling sind nur drei der vielen männlichen Schauspieler, die mit diesem Bart gesichtet wurden. Es handelt sich um einen Vollbart, der ein Stück unter dem Ohr etwas von den Koteletten abgesetzt ist. Der Bart wird kurz und auch am Kinn gepflegt gehalten. Sie können ihn aber auch unterhalb des Kinns länger wachsen lassen, wenn Ihnen das gefällt.

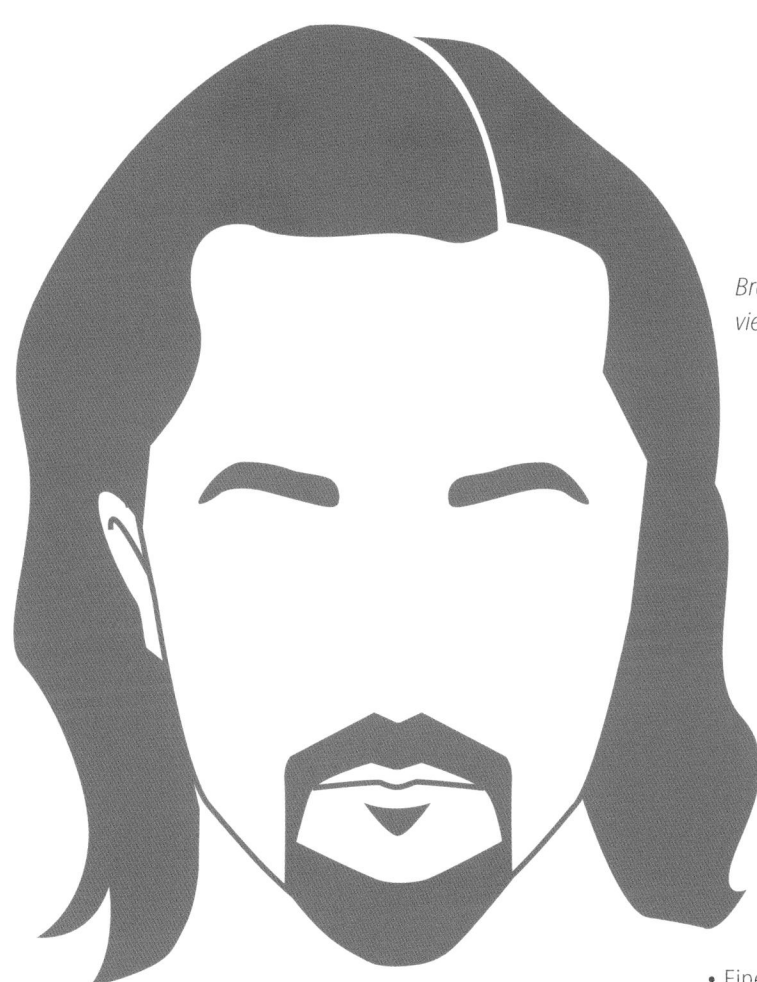

Brad Pitt ist Aushängeschild für vieles, auch für den Hollywoodian

• Eine Frisur, die zu den meisten Gesichtsformen passt.

• Soll gut zum Verdecken von Falten im Gesicht dienen.

• Schön, wenn Sie ein paar graue Strähnen im Bart haben.

• Funktioniert gut, wenn Ihr Bart an den Wangen dünn ist.

Old English

Mit dieser Frisur sehen Sie gut gepflegt und männlich aus. Der Bart ist ein Mix aus Mutton Chops (S. 146) und Vollbart (S. 58). Er rahmt das Gesicht ein, lässt aber die Wangenknochen hervortreten. Es geht das Gerücht, der Name der Bartfrisur stamme von der sehr fluffigen Hunderasse Old English Sheepdog, dem Bobtail. Wenn Sie aber einem solchen ähneln, muss Ihnen klar sein, dass Sie etwas sehr, sehr falsch gemacht haben ...

- Bart mindestens 3 bis 4 Wochen wachsen lassen. Den Hals 3 bis 5 Zentimeter unter dem Kehlkopf rasieren und den Bart an den Wangen heruntertrimmen, bis ein paar dicke, vertikale Koteletten vom Wangenbart stehenbleiben.

- Schneiden Sie Kinn- und Oberlippenbart so, dass Sie eine vertikale Linie vom Schnauzbart in den Mundwinkeln hinunter zum Kinnbart ziehen.

- Gut bei viereckiger oder runder Gesichtsform. Nicht so geeignet bei dreieckigen oder langen, schmalen Gesichtern.

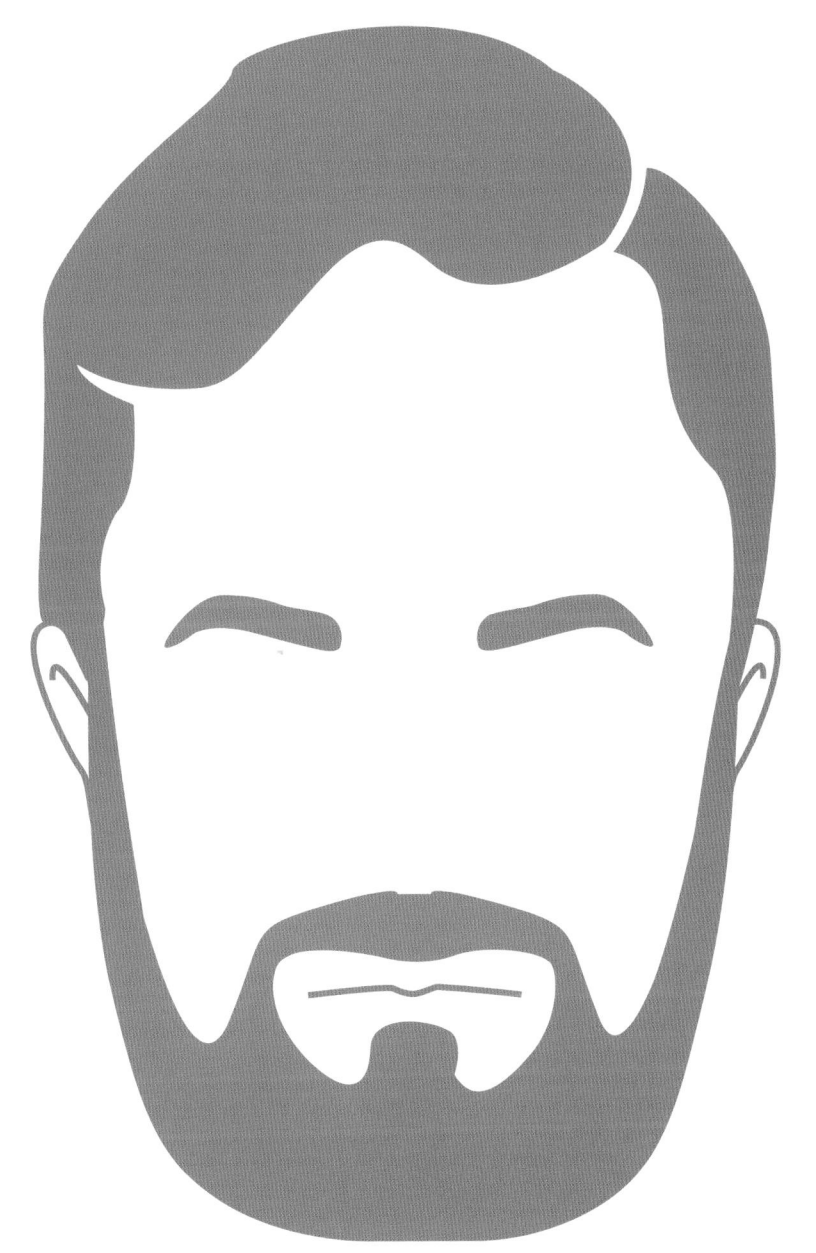

71 🍂

Der italienische Opernkomponist Guiseppe Verdi lebte von 1813–1901. Unter anderem schuf er die weltberühmten Opern „La Traviata" und „Rigoletto". Der Verdi-Bart ist ein Vollbart, bei dem der angesetzte Oberlippenbart an den Seiten gezwirbelt wird (S. 118). Der Bart wird kurz und abgerundet gehalten, die Wangen rasiert und der Schnurrbart tritt hervor.

• Wichtig ist, ein Gleichgewicht zwischen dem nicht so angesehenen Oberlippenbart und dem Vollbart herzustellen – der Bart darf nicht überhand nehmen und ein Ungleichgewicht bei den Proportionen schaffen.

• Je länger Sie die Enden des Schnurrbarts wachsen lassen, desto cooler wird der Verdi-Look.

• Viele Hipster tragen den Bart gern so wie auf der Abbildung. Eine andere Variante ist der Imperial auf Seite 135.

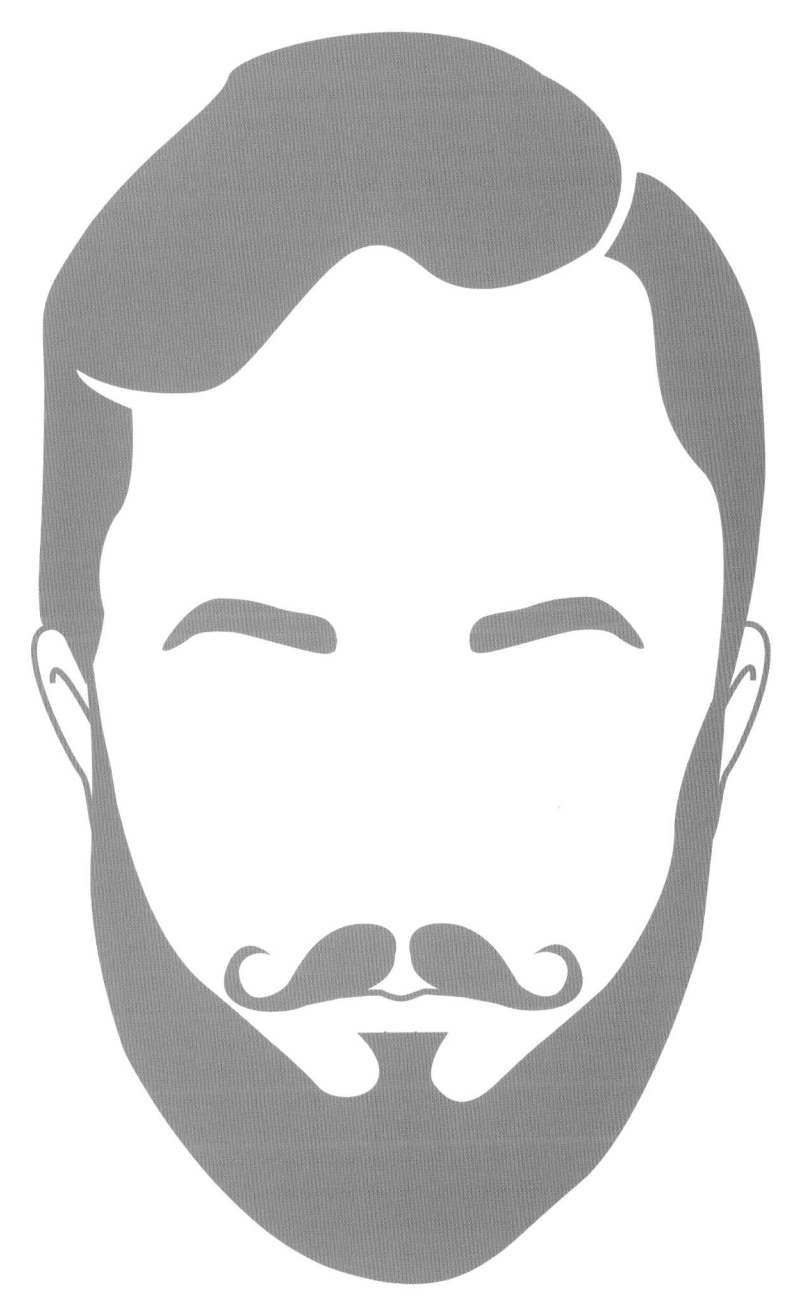

73 🥸

HIPSTER-BART

Hipster ist eine eher spöttische gemeinte Bezeichnung, die vom englischen Begriff „hip" stammt. Der Hipster versucht stets, cool und hipp zu sein. Meist sind das jüngere, trendbewusste Männer der Mittelklasse in Großstädten. Hervorstechendstes Kennzeichen des Hipsters ist vermutlich sein Bart. Dieser ist außerordentlich gepflegt, und gern besucht der Hipster seinen Barbier, um den Bart frisieren und stylen zu lassen. Das Besondere am Bart ist, dass der Hipster sich traut, diesen zu einem längeren Vollbart wachsen zu lassen, anders, als es bei Familie Müller üblich ist. Man kann über Hipster denken, wie man will – ihr Bart jedoch ist immer beneidenswert und schön.

- Der Hipster-Bart bedeckt den Hals in der Länge.

- Oft wird er so geschnitten, dass er eine viereckige Form bekommt.

- Der Hipster hat überhaupt keine Angst davor, den Bart mit Bartfarbe zu färben (S. 39).

- Wenn Sie Ihren Bart richtig lang wachsen lassen möchten, ist die Pflege wichtig.

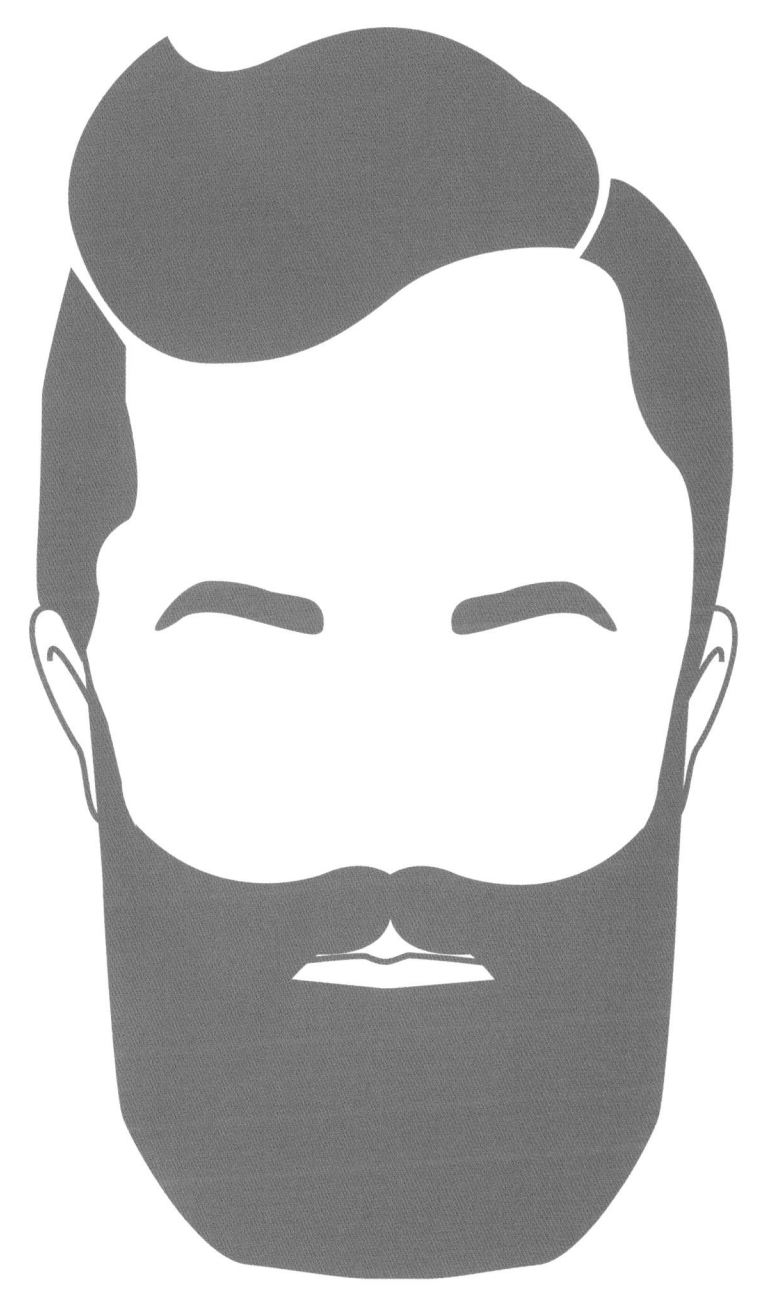

75 🐱

CRUSADER

Das ist die Frisur für den Unbekümmerten, der einen kurz getrimmten Bart mit Schnäuzer tragen, aber nicht jeden Tag pflegen möchte. Die Koteletten werden dünn gehalten, der Oberlippenbart wird zu den Mundwinkeln abgerundet. Trimmen Sie das Haar um den Mund und lassen Sie den unteren Teil des Schnauzbarts etwa einen Zentimeter oberhalb des Mundes enden.

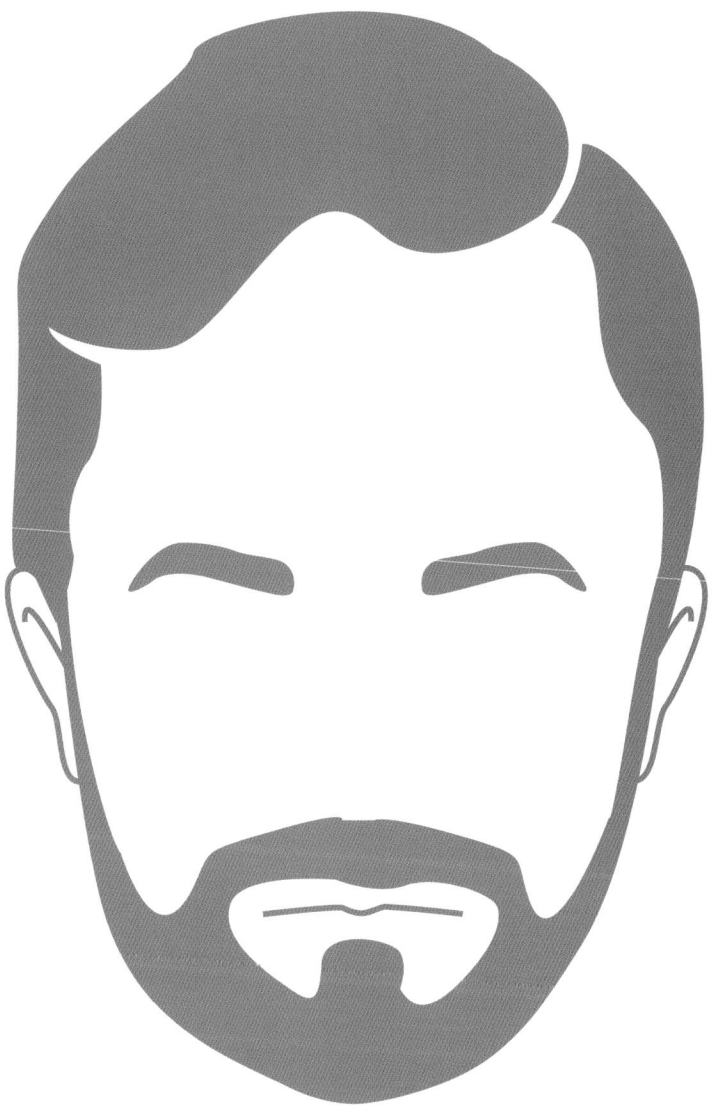

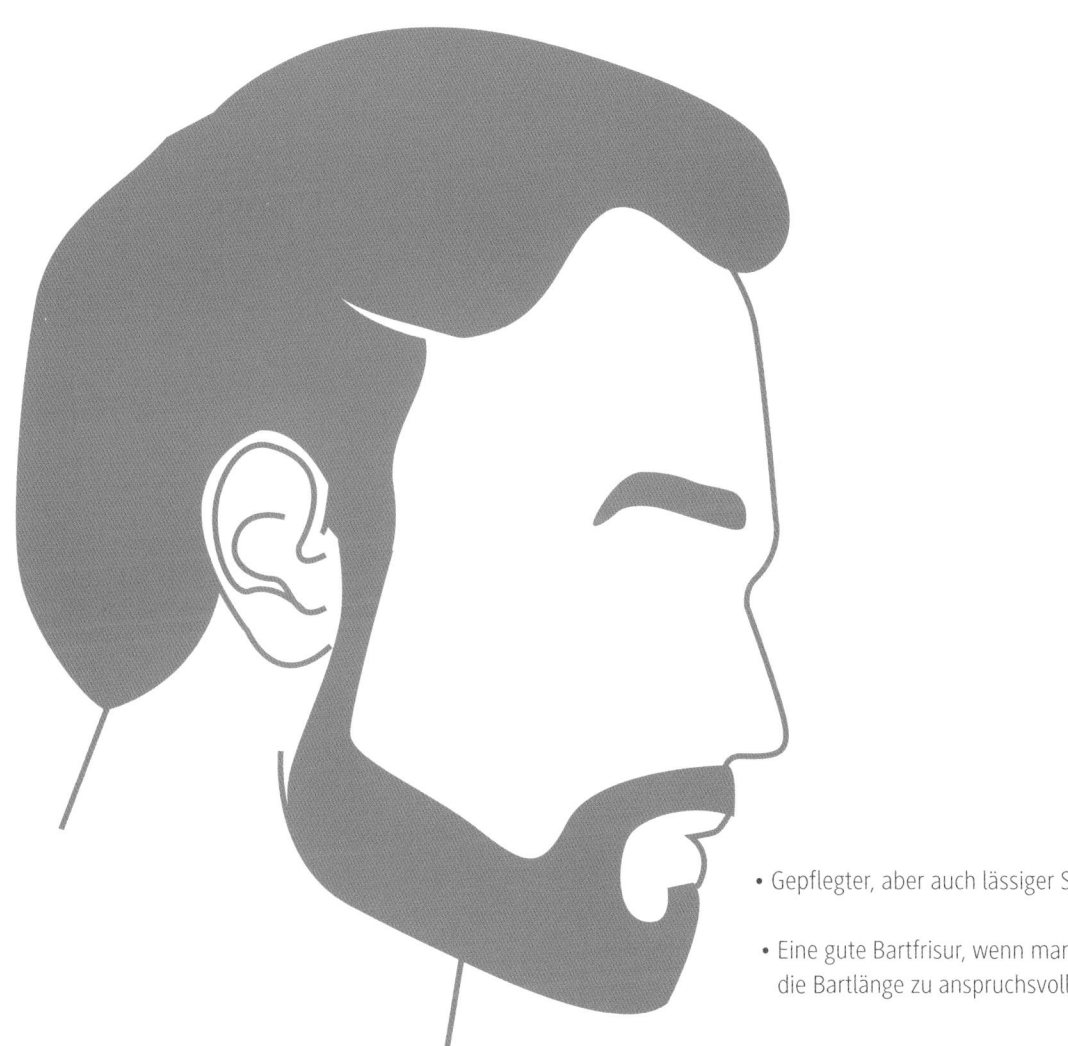

• Gepflegter, aber auch lässiger Stil.

• Eine gute Bartfrisur, wenn man darauf wartet, dass die Bartlänge zu anspruchsvolleren Frisuren reicht.

Der Highway 1 ist die Frisur für echte oder selbsternannte harte Burschen. Es handelt sich um einen normalen Vollbart mit etwas längeren Haaren an den Seiten des Kinns, aber glatt rasiert unter dem Mund. Dieser Stil wird auch als Mutton Chops, also Hammelkoteletts, bezeichnet, da man die Koteletten einander begegnen und sich anfreunden lässt – sie wachsen mit Hilfe des Schnurrbarts zu einem einzigen Bart zusammen.

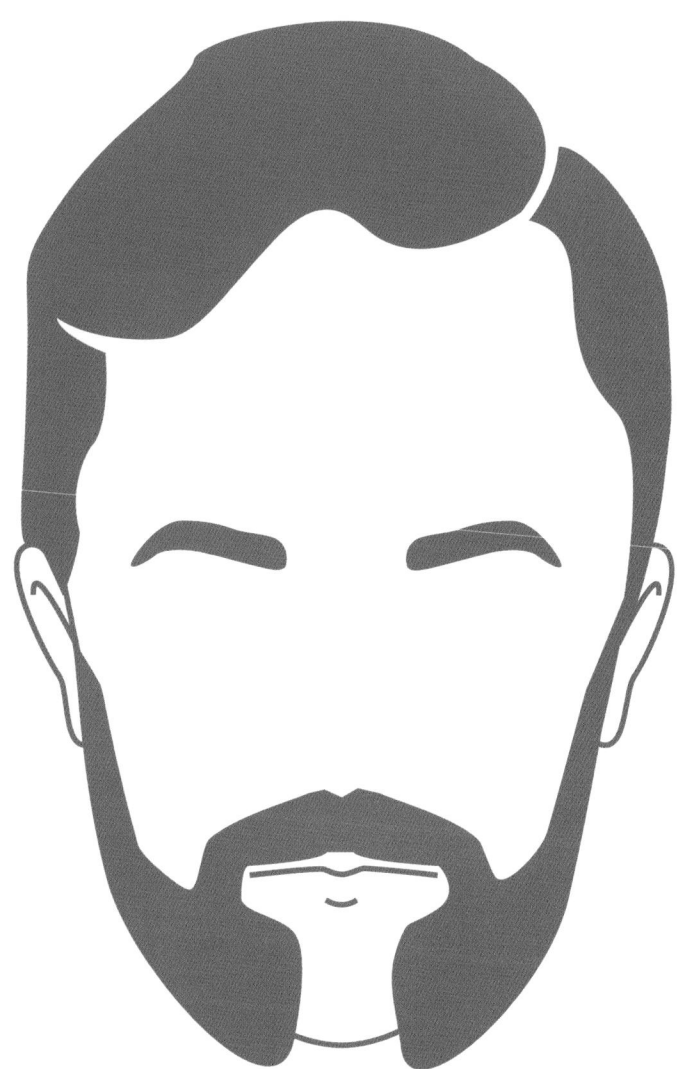

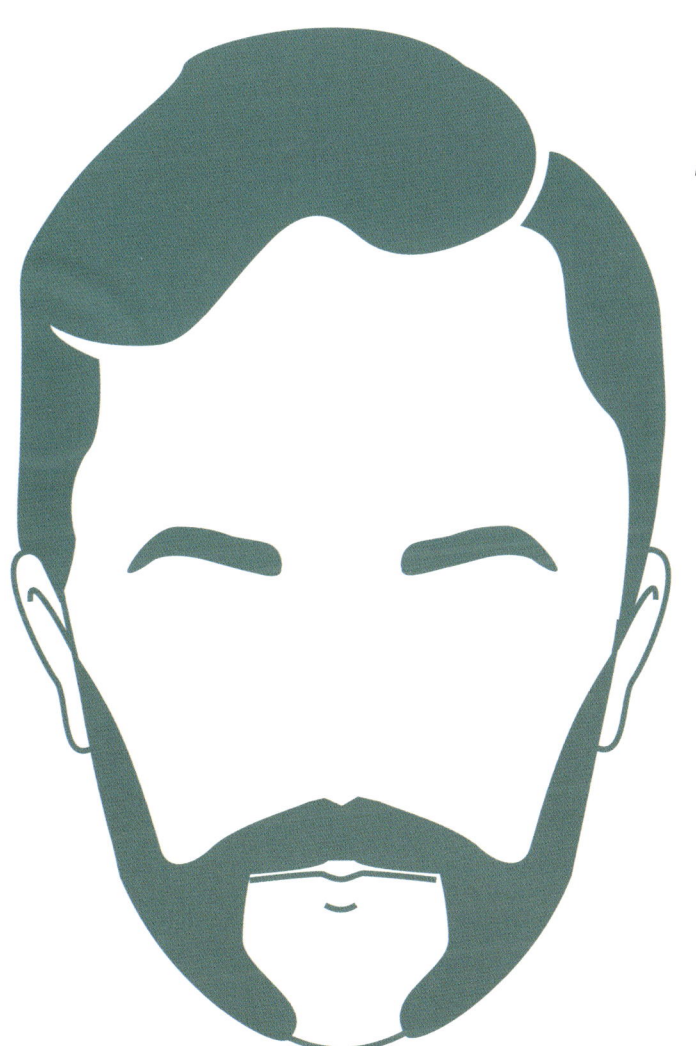

Rauschebart-Koteletten, modern frisiert.

- Die Linien des Kinnbarts müssen exakt senkrecht verlaufen. Der Bart kann gern ziemlich lang sein und ein paar Zentimeter über das Kinn hinabreichen.

- Dieser Bart schreit förmlich danach, dass Sie auch mit dem Haupthaar etwas Cooles anstellen, vielleicht einen Irokesen oder Sidecut.

Goatee mit Oberlippenbart

Eine Kombination aus den beiden beliebtesten Bartstilen: Schnauz- und Ziegenbart. Perfekt für Männer mit gutem Haarwuchs auf Oberlippe und Kinn, jedoch etwas dünnerem auf den Wangen. Auf Spanisch wird der Bart manchmal Candado genannt, also Hängeschloss – und wirklich ähnelt er ein bisschen einem Vorhängeschloss mit dem Schnurrbart als Kolben und dem Bart als Schloss. Er wird auch Circle Beard, Rundbart oder Henriquatre genannt.

• Wenn Sie diese Frisur zum ersten Mal ausprobieren, gelten dieselben Regeln wie für die meisten Bartfrisuren: lassen Sie den Bart in einem weiteren Umkreis stehen, als er bedecken soll, wenn er ganz ausgewachsen ist. Dann ist beim Rasieren leichter zu erkennen, wo Sie die Linien ziehen sollten.

• Die übliche Form dieser Bartfrisur ist eher oval als rund. Versuchen Sie, nicht mit einem perfekten Kreis zu beginnen. Das könnte merkwürdig aussehen.

• Versuchen Sie, den Bart wachsen zu lassen und testen Sie verschiedene Längen. Am häufigsten sieht man den gut getrimmten Circle Beard, der einige Zentimeter über das Kinn reicht. Sieht der Bart strapaziert aus, trimmen Sie ihn!

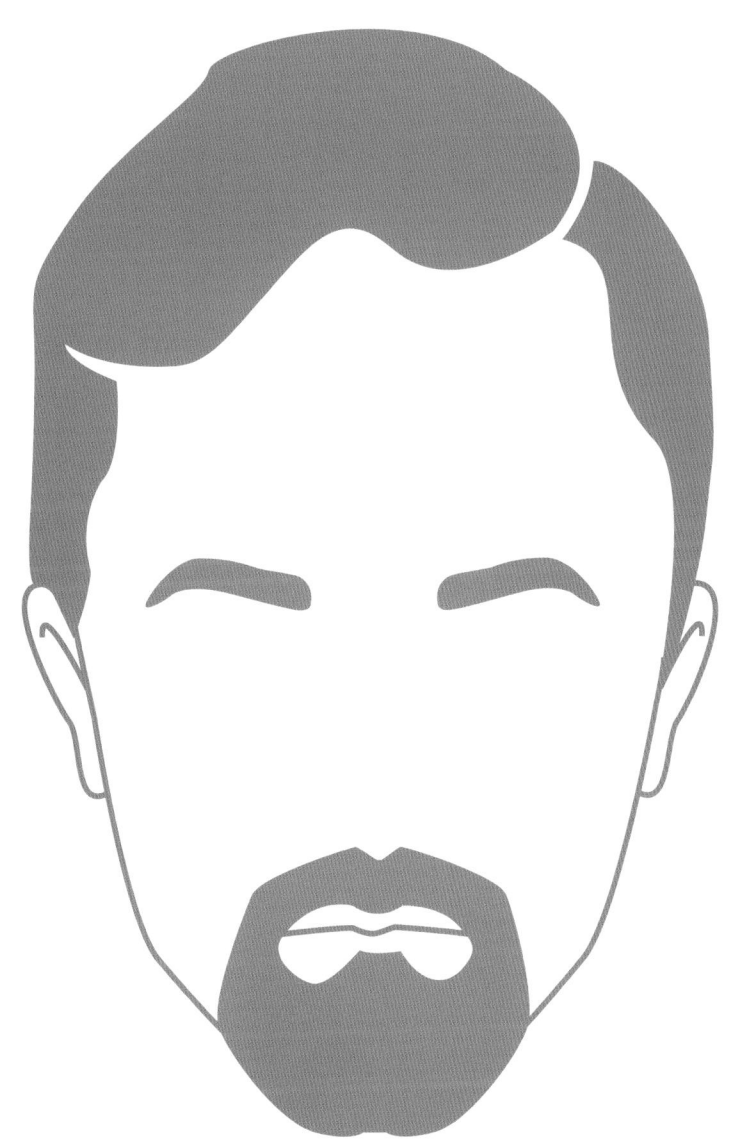

81

Auf Französisch wird diese
Bartfrisur Mouche genannt,
also Fliege. Perfekt für Männer, deren Haarwuchs für einen Vollbart nicht dicht genug
ist oder bei dünnem Haar auf
Oberlippe oder Wangen.

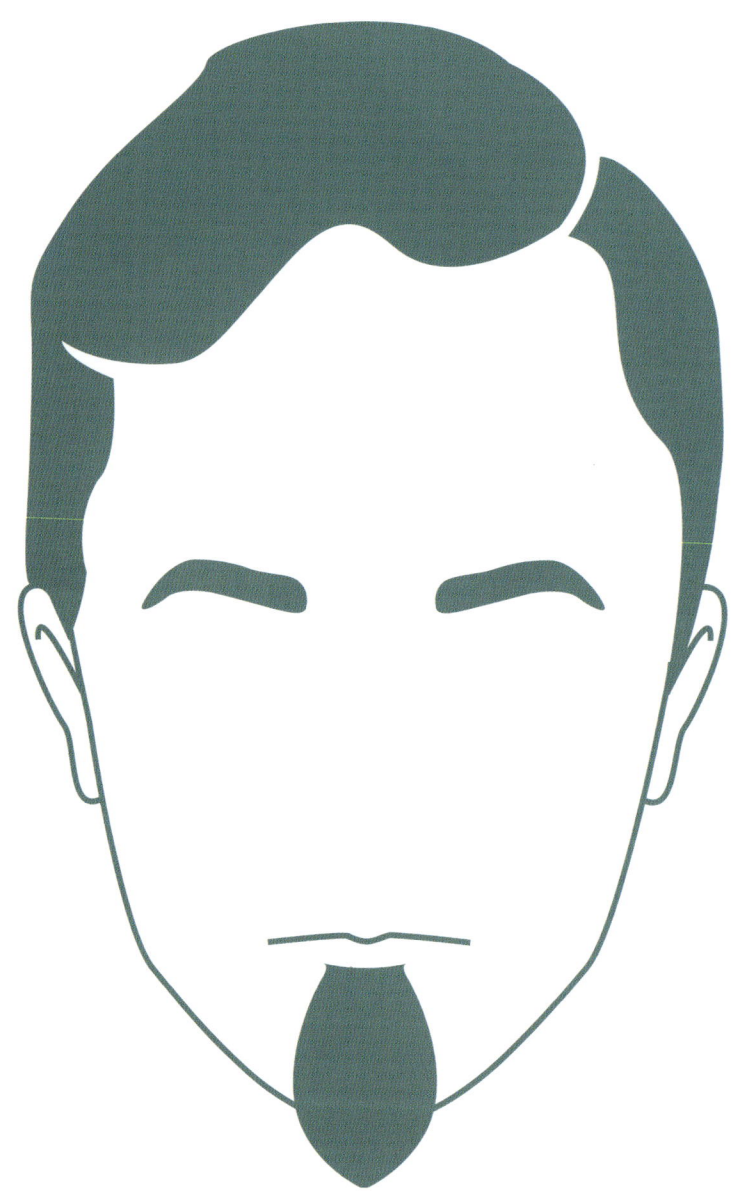

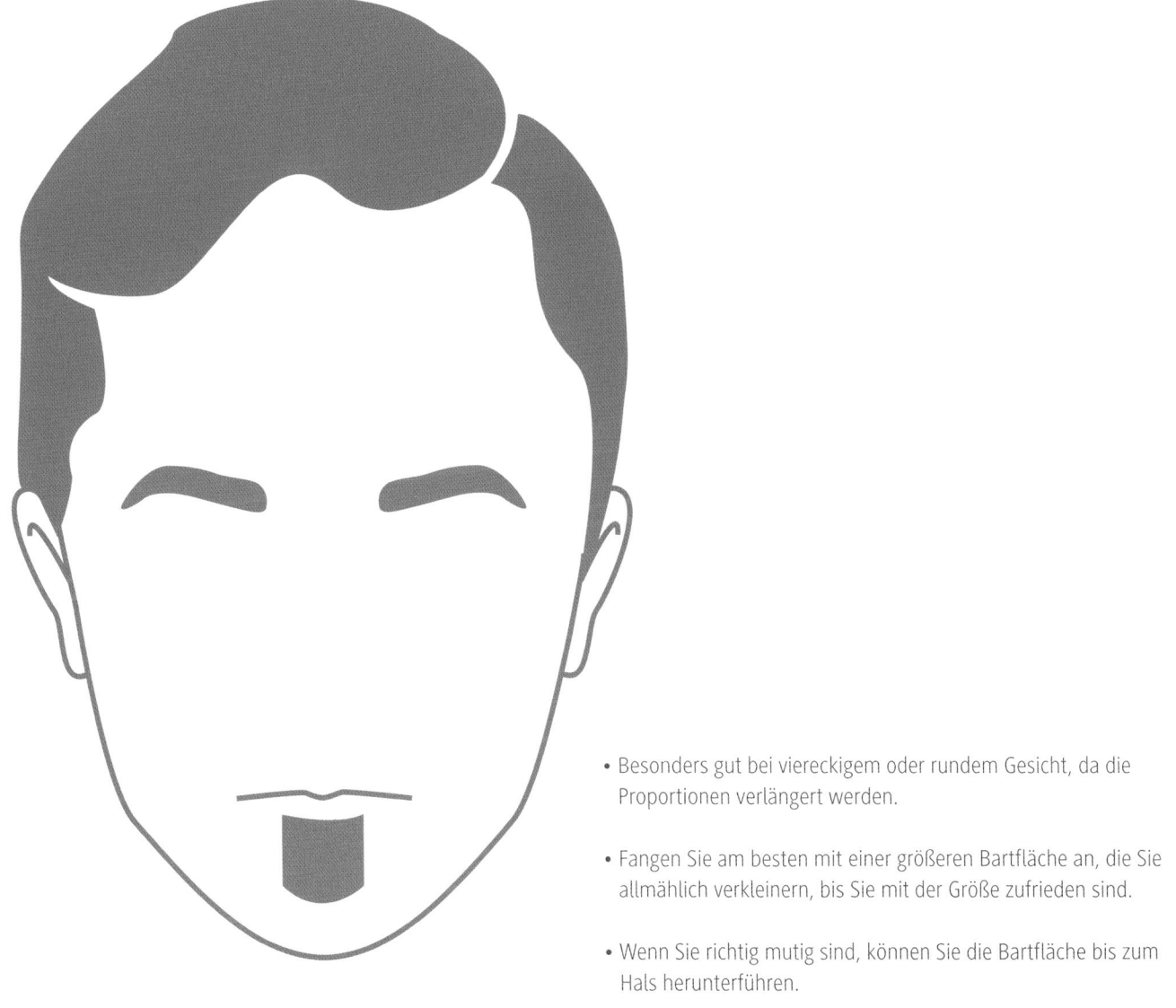

- Besonders gut bei viereckigem oder rundem Gesicht, da die Proportionen verlängert werden.

- Fangen Sie am besten mit einer größeren Bartfläche an, die Sie allmählich verkleinern, bis Sie mit der Größe zufrieden sind.

- Wenn Sie richtig mutig sind, können Sie die Bartfläche bis zum Hals herunterführen.

Anker

Der Ankerbart ist ein gut getrimmter Bart mit vielen Bereichen. Zum einen ist da der Schnurrbart, der obere Teil des Ankers. Und zum anderen der Bart, der untere Teil des Ankers. Beide sollten mit hoher Präzision getrimmt werden, damit sie gut aussehen und als echter Ankerbart durchgehen. Positiv ist, dass diese Bartfrisur auch bei spärlicherem Haarwuchs auf Wangen und Kinn möglich ist. Auch bei Männern, die mehr Bartwuchs in senkrechter Linie genau unter der Mittellinie der Unterlippe haben, funktioniert diese Form sehr gut. Johnny Depp zum Beispiel trägt diesen Bart zu vielen Gelegenheiten.

- Diese Bartfrisur täglich rasieren und trimmen. Gern Schnurrbartwachs (S. 38) verwenden, um die Haare am Platz zu halten.

- Erfordert eine Präzisionsrasur. Holen Sie sich Hilfe beim Barbier oder probieren Sie es einfach aus, wenn Sie mit anspruchsvolleren Frisuren vertraut sind.

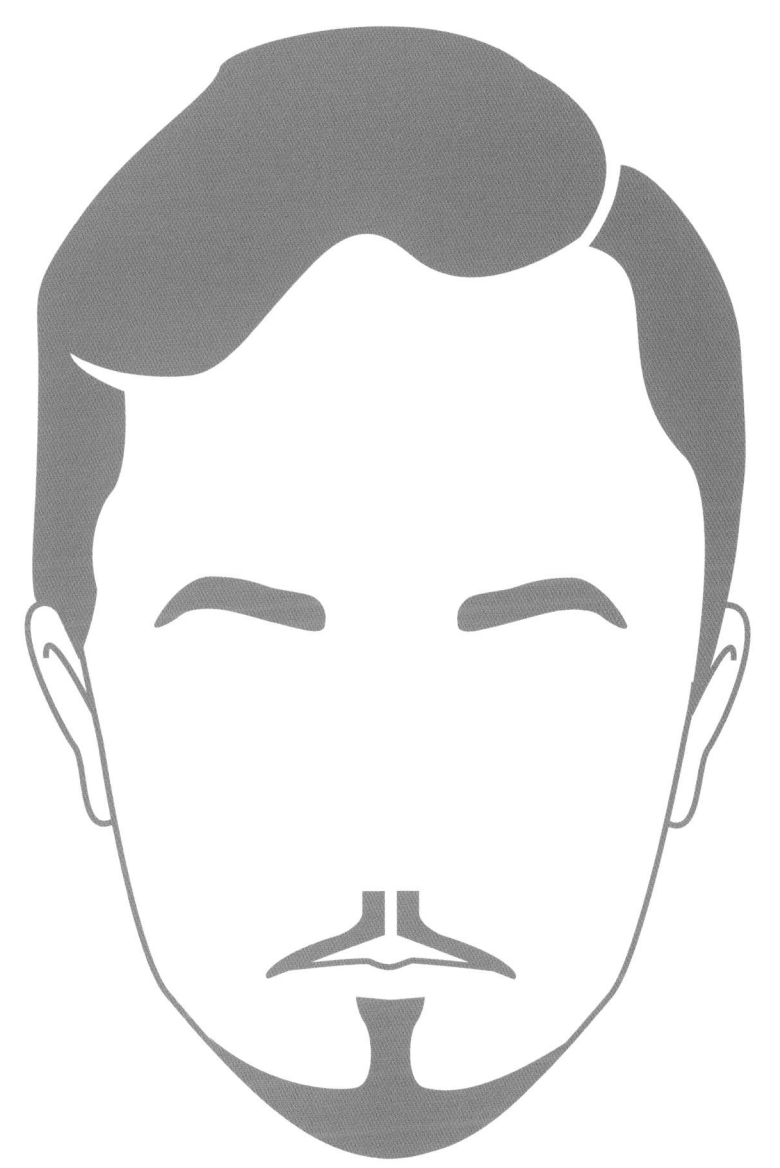

85 🧔

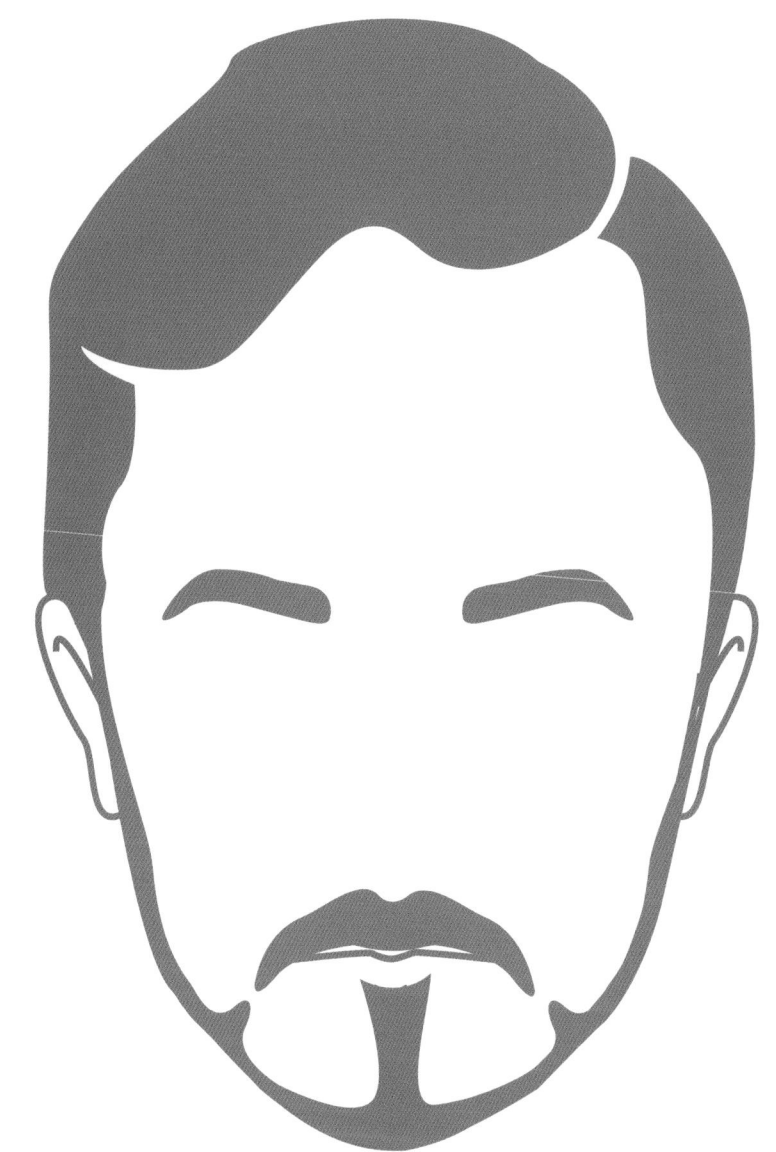

Der Bart ist heruntergetrimmt, so dass die Kontur des Unterkiefers nur durch schmale Linien betont wird. Ausgehend vom Typ des Haarwuchses kann dieser Bart unterschiedlich geformt werden. Auch die Koteletten werden getrimmt, damit sie nicht im Vordergrund stehen. Obwohl diese Frisur so minimalistisch ist, ist sie heute recht gewagt. Denn die Mode geht eindeutig in Richtung vollem Hipster-Bart (S. 74), statt den Bart so anzusetzen, dass er kaum vorhanden ist.

- Ideal zum Ausprobieren, wenn Sie einen größeren Bart ohnehin abrasieren. Eine neue Bartfrisur immer ein paar Tage tragen, bevor Sie entscheiden, ob sie Ihnen gefällt oder nicht. Mit der Liebe auf den ersten Blick kann es bei einer Frisur, die völlig ungewohnt ist, schwierig sein.

- Gut für kleinere Gesichter, die gerahmt werden, ohne dass der Bart zu dominant wird.

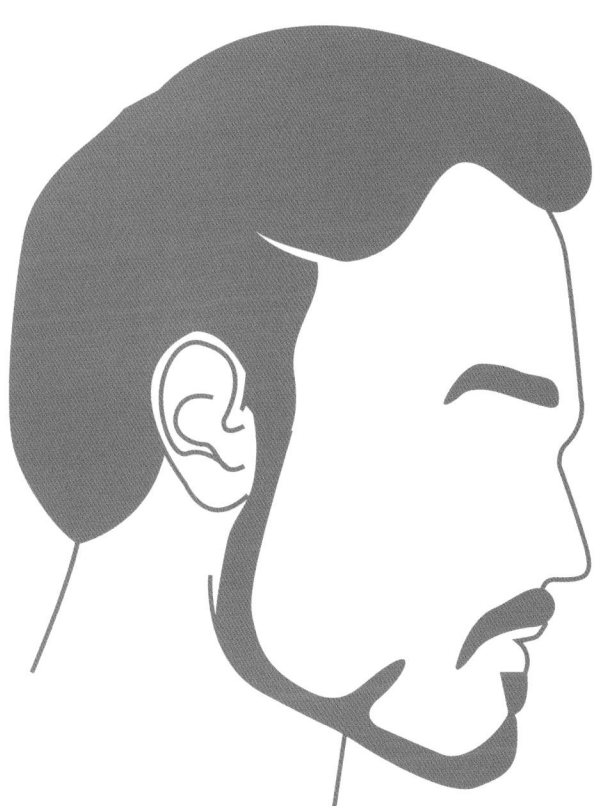

Eine noch stilisiertere Form des Chin Strap ist der Old-Line-Bart. Wie auch ersterer ist hier richtig guter Bartwuchs verlangt, damit die dünne Linie, die den Gesichtskonturen folgt, nicht unterbrochen wird. Diese Frisur ist für viele Dunkelhäutige gut geeignet. Man sieht jede Menge Muster und Frisuren, bei denen das Kopfhaar in die schmalen Linien des Bartes eingebunden ist (richtig kurz geschoren).

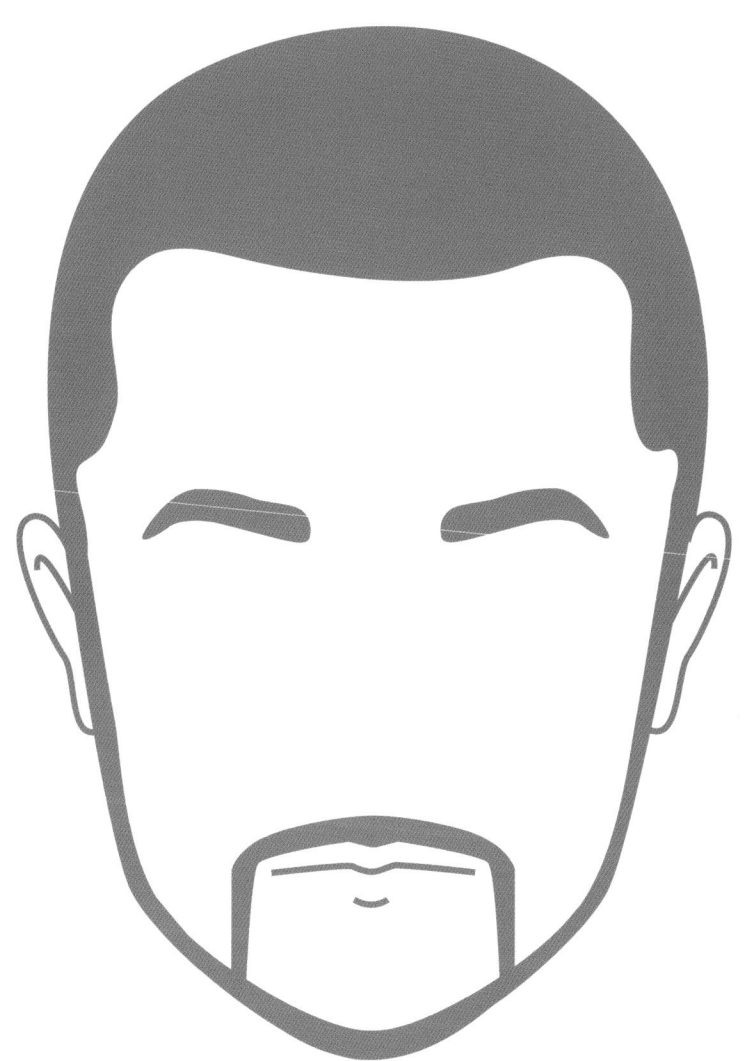

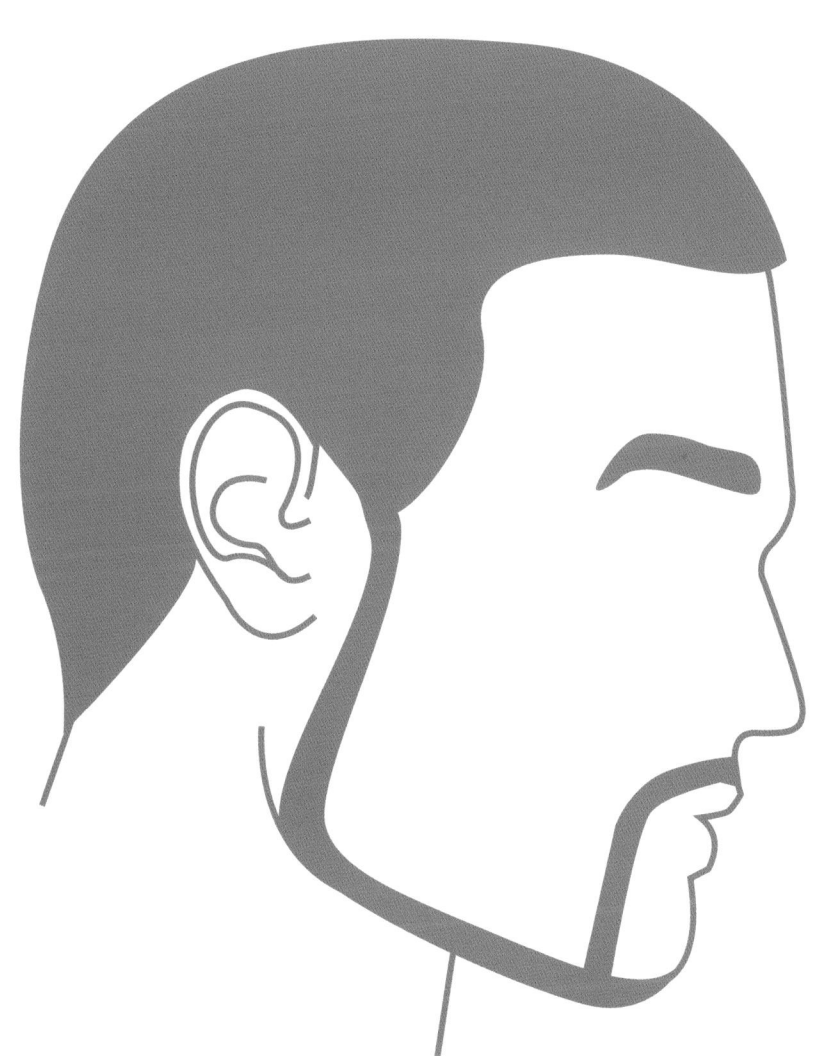

• Geschorenes Haar sieht am besten zu allen Arten schmaler Linienbärte aus. Sonst kann es passieren, dass die Betonung zu sehr auf dem Kopfhaar liegt, sodass man den Bart gleich ganz abrasieren könnte.

• Ein Färbung des Bartes kann dabei helfen, dass Ihr Old Line richtig gut aussieht. Den Bart vor dem Trimmen und Stylen färben. Verwenden Sie durchsichtiges Rasiergel (S. 36), dann sehen Sie genau, wo Sie rasieren.

Che Guevara

Che trug einen wirklich sehr lässigen Bart, an vielen Stellen spärlich und wild gewachsen. Falls Sie Revolutionär werden möchten, können Sie den Bart wachsen lassen, wie Sie möchten. Und den Friseurbesuch auch direkt vergessen. Lassen Sie den Che Guevara einfach Che sein!

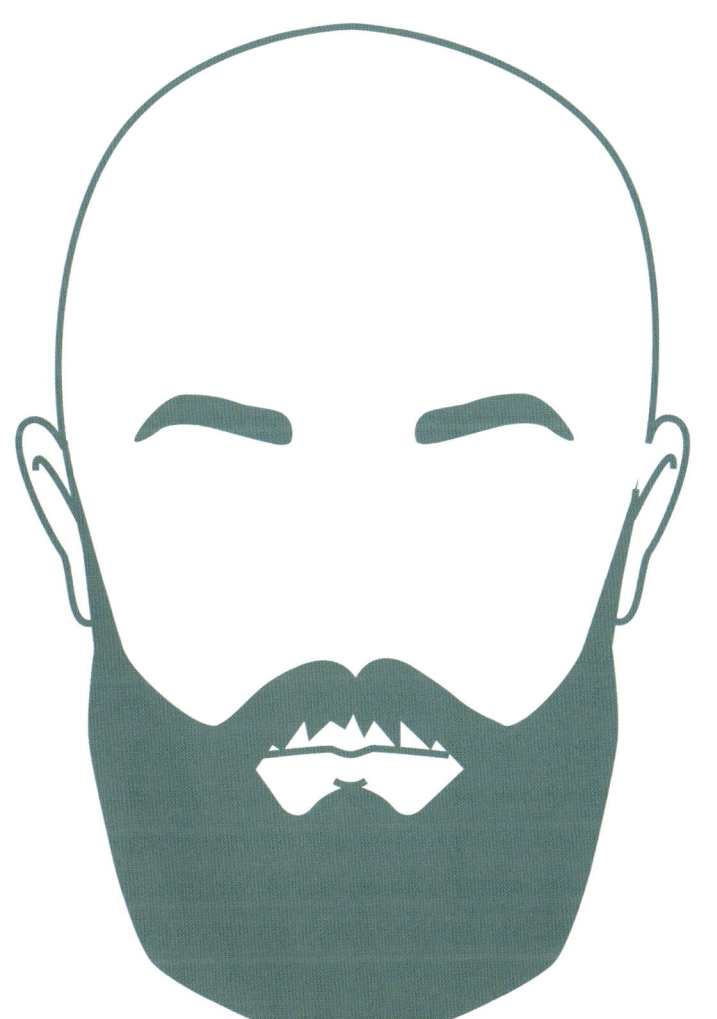

ALEXANDER B(E)ARD

Alexander Bard zählt zu den exzentrischsten Bartträgern Schwedens. Sein Bart ist nahezu zu einer Offenbarung geworden und wir warten auf jede Gelegenheit, sein wohl frisiertes Haupt zusammen mit dem ziemlich wild gewachsenen, roten Bart zu sehen. Manchmal nimmt er ihn ab, der Kinnbart bleibt jedoch immer am Platz. Lassen Sie sich vom berühmtesten Bartträger Schwedens inspirieren!

• Alexander trägt einen leicht rötlichen Bart, den er manchmal noch roter färbt. Wenn Ihnen das gefällt, machen Sie es einfach nach!

• Der Bart besteht aus einem etwas längeren, buschigen Kinnbart und einem Oberlippenbart, der Teile der Oberlippe und des Mundes bedeckt.

SCHIFFERKRAUSE

Die Haare wachsen um den Rand des Kinns, fast bis hoch zu den Ohren. Das Gesicht scheint vom Bart eingerahmt. Diese Bartfrisur wird auch Lincoln, Schifferfräse oder Chincurtain genannt und war unter den Seeleuten und Fischern schon im 19. Jahrhundert beliebt. Die Schifferkrause wurde in den 1960er- und 1970er-Jahren wieder populär und erlebte in den 1990er-Jahren ein Revival bei den Intellektuellen. Es handelt sich um einen Vollbart, bei dem der Oberlippenbart entfernt und das Haar so getrimmt ist, dass es erst am Gesichtsrand beginnt.

• Das Gesicht bleibt frei und der Bart rahmt die Züge wie bei einem Bild.

• Man kann diesen Bart auch etwas ins Gesicht wachsen lassen, das ist die heute moderne Variante.

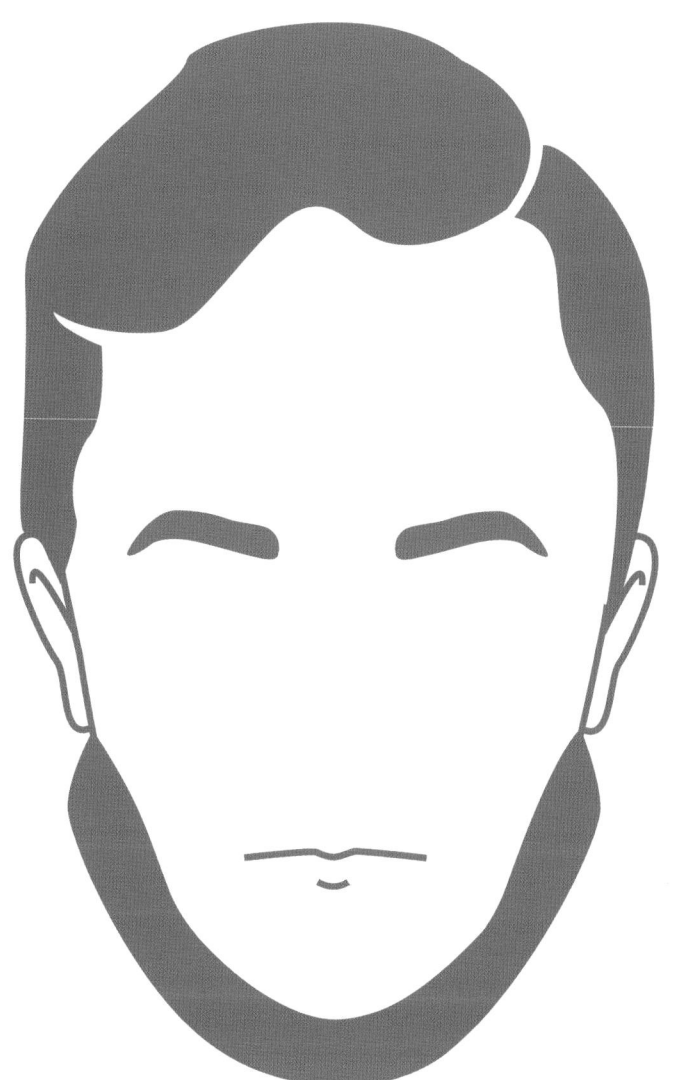

EXTREM!

Der Wikingerbart ist ein langfristiges Projekt – manch einer wird diese gigantische Haarpracht mit dem langen Bart, der bis auf die Brust reicht, niemals erreichen. Wenn Sie das aber cool finden, sollten Sie es versuchen. Die Frage ist nur, wir Ihr Umfeld und Ihr Arbeitgeber dazu stehen ...

BIERBART

Wenn Sie diese Frisur hinbekommen, sind Sie der König der Bärte, den alle beneiden. Bei Bartwettbewerben gibt es tatsächlich Teilnehmer, die es schaffen, ein Sixpack Bier in den Bart zu flechten!

EXTREM!

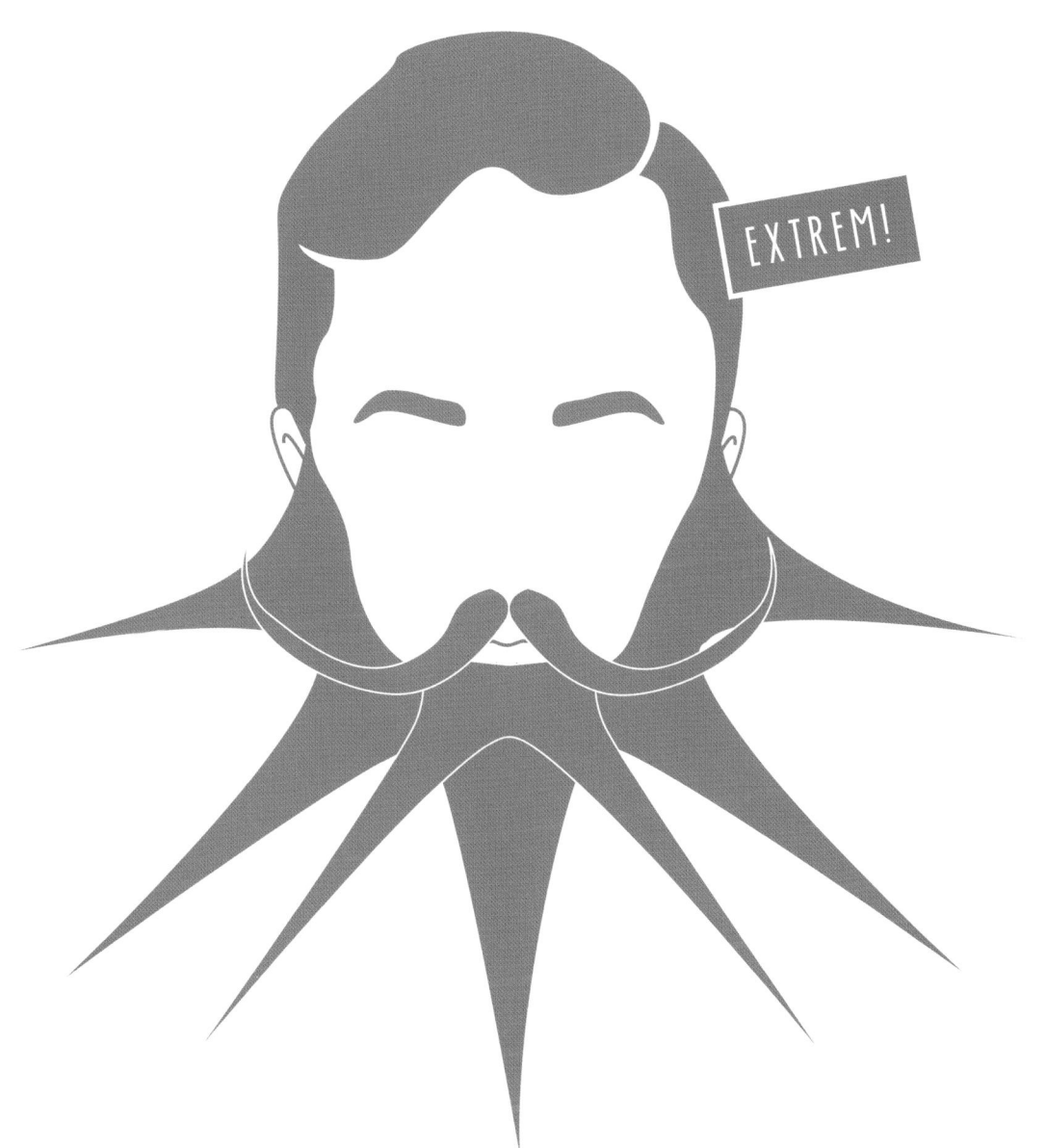

EXTREM!

In einer anderen Welt ...
und in einer anderen Zeit ...

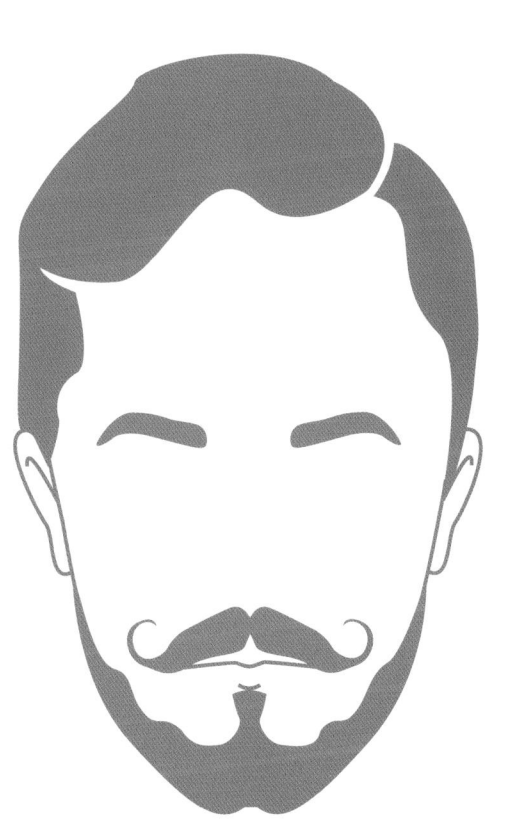

Als Oberlippenbart wird der Haarwuchs zwischen Oberlippe und Nase bezeichnet. Das Wort Moustache kommt aus dem Französischen und wird seit den 1680-Jahren verwendet. In Italien heißt er Mostaccio und auf Griechisch Mystax.

Wie der Bart symbolisiert auch der Schnäuzer Männlichkeit, wenn auch die Mode weg vom buschigen Schnurrbart hin zu kleinen Clark-Gable-Bärten geht. Man hat Rasiermesser und Pinzetten aus der Bronzezeit gefunden. Bereits im 19. Jahrhundert gab es Schnurrbartwachs, Lockenzangen und Bartbinden. Wussten Sie, dass der Schnäuzer von Groucho Marx aus Zeitmangel entstanden sein soll, weil er sich auf einen Auftritt vorbereiten musste? Statt den üblichen, falschen Schnurrbart anzukleben, malte er sich einen breiten, schwarzen Oberlippenbart. Schnell wurden Schnauzbart, Brille und Zigarre zu seinem Markenzei-

chen und erst später ließ er sich einen Bart stehen, der dem gemalten ähnelte. Mark Twain soll etwas gegen Vollbärte gehabt und darüber gesagt haben: „Er hat keine sinnvolle Funktion; er ist störend und unangenehm; jede Nation hasst ihn; jede Nation verfolgt ihn mit dem Rasiermesser." Stattdessen ließ er sich einen beeindruckenden Schnurrbart stehen.

Heute sind bestimmte Rasierapparate speziell auch für das Trimmen des Oberlippenbarts gestaltet. Der Moustache stand Symbol für einige Kampagnen bei Men's Health, so z. B. für die Movember- und die Schnurrbartkampagne. Wir zeigen eine Reihe Oberlippenbärte, die Sie zur Aufrechterhaltung des Trends inspirieren können.

Lockenzange *für gezwirbelte Schnurrbärte. Wurde zu Ende des 19. und zu Beginn des 20. Jahrhunderts verwendet.*

Mit der **Barttasse** sollte die Aufnahme flüssiger Nahrung erleichtert werden. Die Tasse hatte einen Steg, der am Bart platziert wurde, so dass dieser beim Trinken des Kaffees nicht nass wurde.

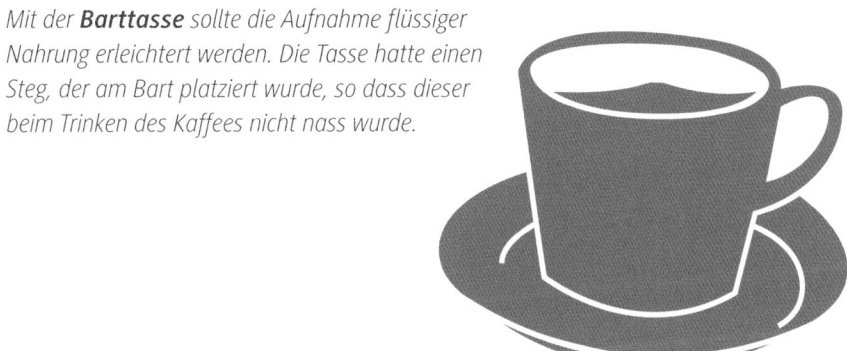

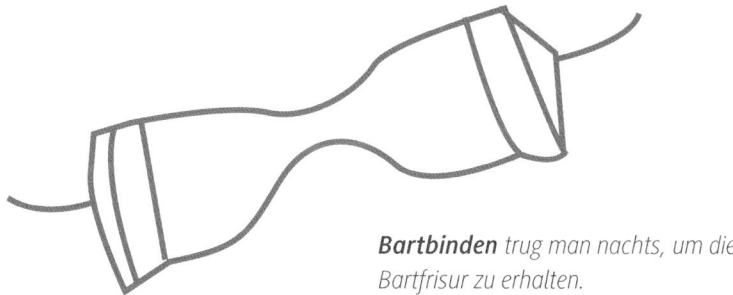

Bartbinden trug man nachts, um die Bartfrisur zu erhalten.

Bartwuchs benötigt Zeit. Deshalb müssen sich viele jüngere Männer mit einer dürftigen Linie auf der Oberlippe zufriedengeben. Das muss nicht beunruhigen, vielleicht tragen Sie einen Clark-Gable-Bart (S. 102), während Sie darauf warten, dass sich Anzahl und Dicke der Haare vermehren. Das ist nicht gerade die Frisur, die am meisten angestrebt wird. Aber warum nicht Trends setzen und dem Teenager-Bart einen neuen Status verleihen?

• Es gibt nichts, das Ihren Bartwuchs erwiesenermaßen beschleunigt. Der kräftige Haarwuchs bei Bart und Schnurrbart besteht aus Terminalhaar und es dauert, bis dieser Haartyp entwickelt ist. Hier spielen Hormone (Androgene) eine Rolle und nicht, was Sie verzehren oder wie Sie sich rasieren. Haben Sie Geduld!

• Rasieren Sie Ihren Oberlippenflaum oder tragen Sie ihn mit Stolz. Da mussten wir alle durch!

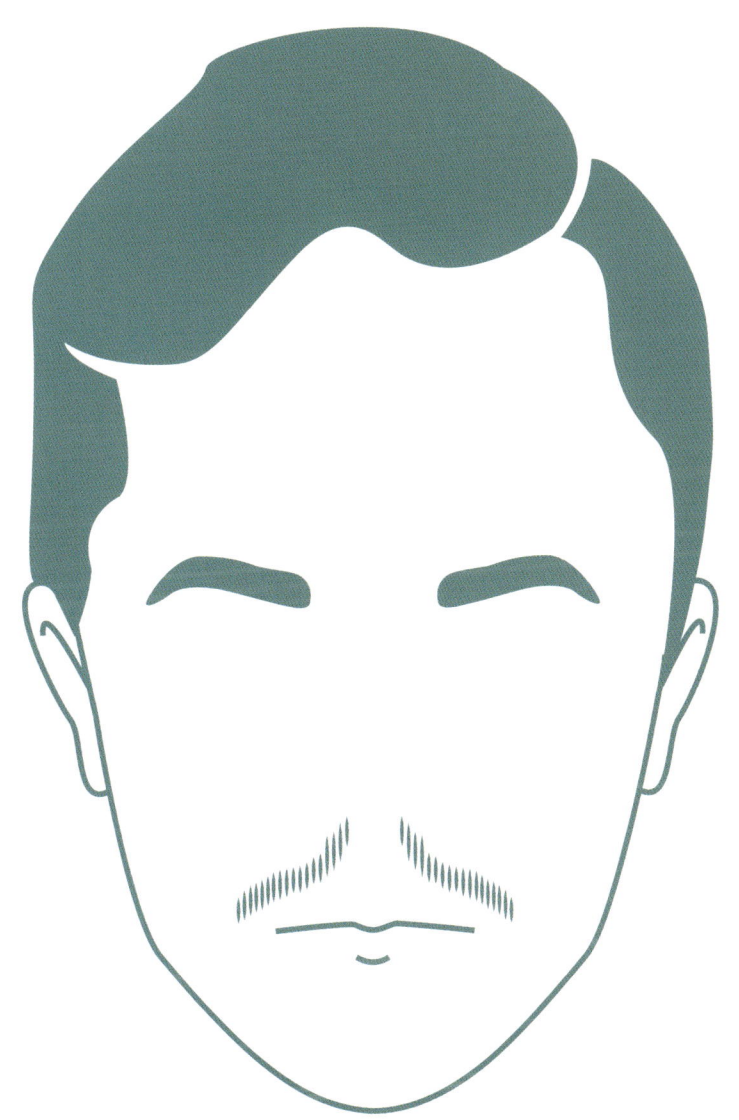

CLARK-GABLE-BART ODER TANGO-BART

Ein dünner, schmaler Schnurrbart, der wohlgepflegt als Strich auf der Oberlippe liegt. Dieser Bart wurde Ende der 1890er-Jahre bei den Lateinamerikanern populär und in Europa 1910–1940 Mode, als der Tango als Modetanz Furore machte. Der Schauspieler Errol Flynn trug ihn ebenso. Es gibt viele Varianten, den schmalen Strich auf der Oberlippe, zwei Striche auf jeder Seite der Nase oder den auf der Abbildung: zwei liegende „L", die zur Nase hinaufführen.

• Perfekt, wenn Sie spärlichen Bartwuchs haben, aber trotzdem einen gepflegten Bart tragen möchten. Der Clark-Gable-Bart wird niemals unmodern.

• Diese Frisur muss täglich gepflegt werden.

• Auf Englisch wird sie auch als „Pencil" bezeichnet, da sie wie ein einziger, gerader Strich aussieht, als hielte man einen Stift mit Hilfe der Oberlippe.

• Zorro trägt ihn! Das sagt wohl alles …

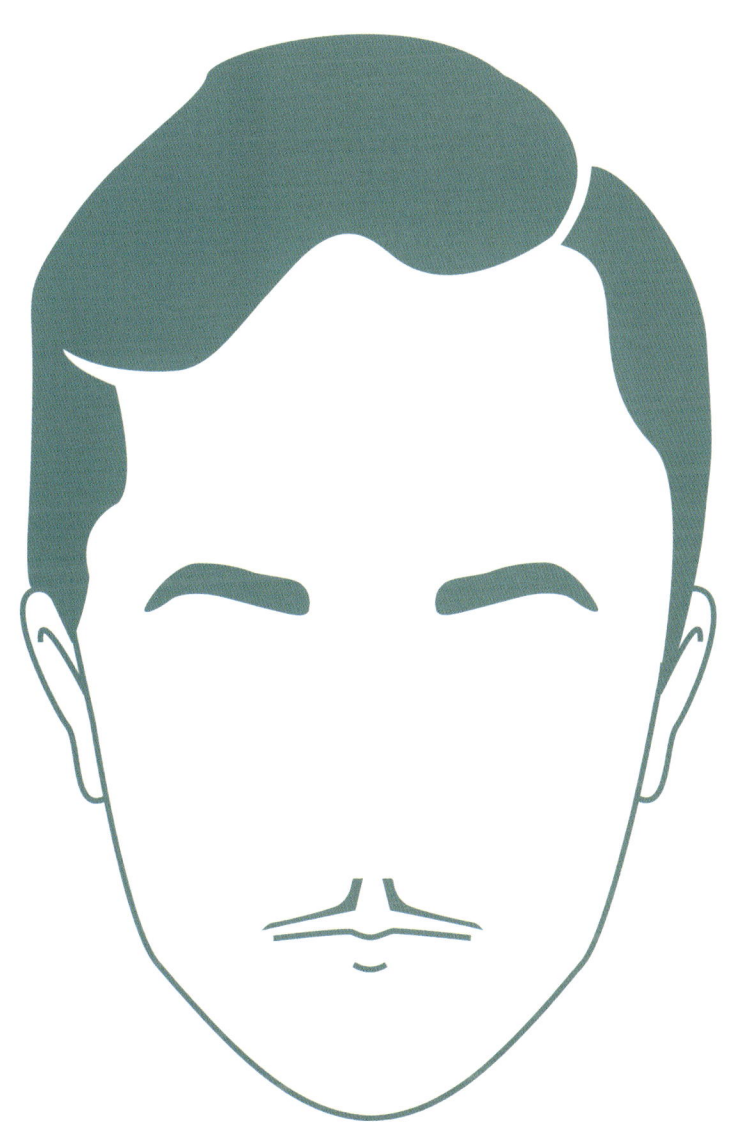

103 🥸

Der surrealistische Künstler Salvador Dalí lebte von 1911–1989. Besonders bekannt ist er für seine Bilder mit „schmelzenden Uhren", die quallenähnlich von Gegenständen herabfließen. Seine bizarre Persönlichkeit und sein Auftreten waren Bestandteil seines künstlerischen Wirkens. Sein sehr spezieller Schnurrbart gehörte zu seiner Exzentrizität. Er ließ seinen Bart in zwei schmalen Quasten wachsen, die er zwirbelte, sodass die Spitzen wie lange Tentakel oder Schnurrhaare abstanden. In etwas kürzerer Variante ist dagegen überhaupt nichts zu sagen.

• Ein besonderer, seltener Schnurrbart.

• Funktioniert gut bei dünner Behaarung über der Oberlippe.

• In Künstlerkreisen ganz bestimmt der Renner.

• Dalí widmete seinem Moustache ein Buch. So wichtig war dieser also für ihn.

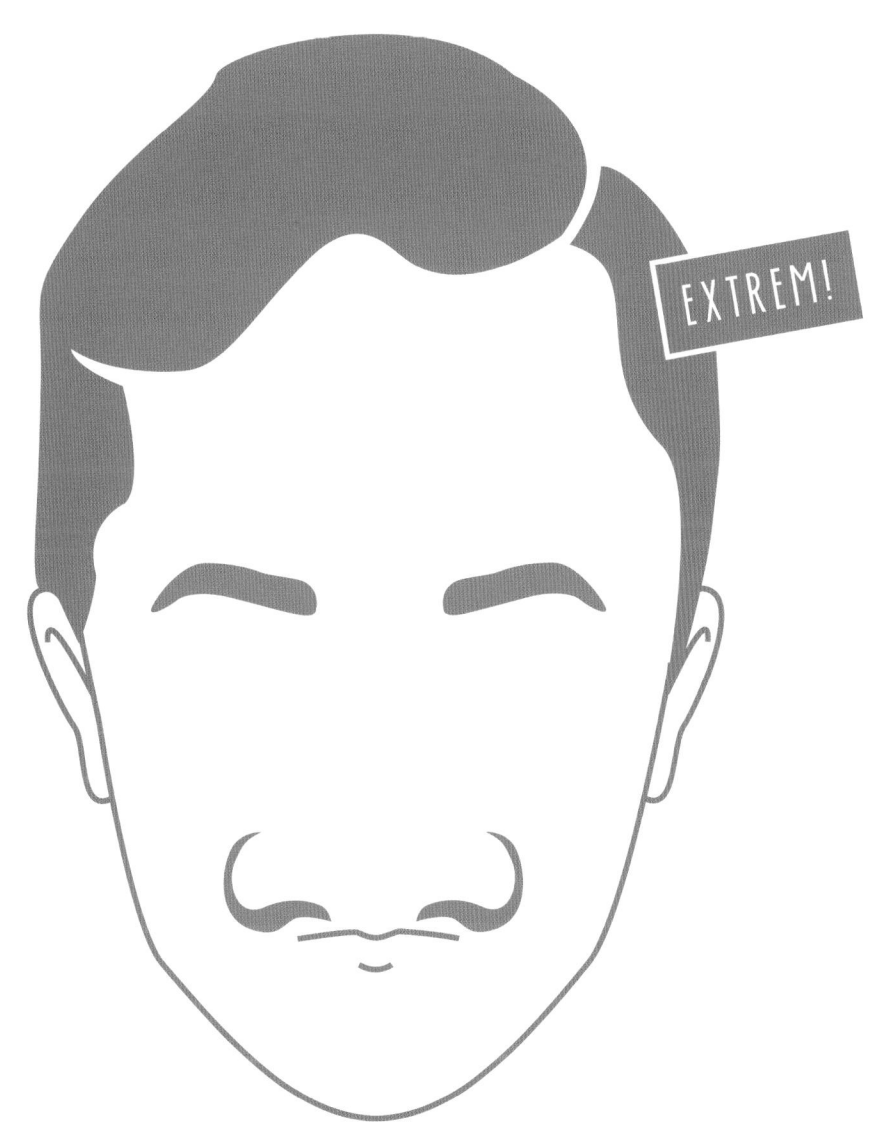

EXTREM!

SCHNAUZER ODER WALROSSBART

Im 19. Jahrhundert sollten Schnurrbärte gern richtig üppig und lang sein. Wie zwei Engelsflügel auf der Oberlippe. Die Form des Barts war buschig, aber wohlgeformt und das Haar wuchs irgendwie natürlich. Der Schnauzer ähnelt dem mexikanischen Schnurrbart: ein dicker, buschiger Schnauzer, der gern für Karikaturen mexikanischer Männer verwendet wird. Viele Generäle und andere Befehlsgeber der amerikanischen Armee trugen Schnurrbart – fast als eine Art Rangabzeichen. Später war Gesichtsbehaarung in diesem Maße bei der Armee aus hygienischen Gründen nicht mehr in dieser Form zugelassen. Zu schade, wie wir finden.

• Ein wirklich imposanter Bart.

• Leicht zu bürsten und zum Handlebar (S. 118) trimmbar.

• Kämmt man diesen Bart nach unten, wird er zum Walrossbart. Dieser Schnurrbarttyp hängt wie eine Gardine über der Oberlippe, das Haar flattert, wenn man tief seufzt.

• Friedrich Nietzsche trug die etwas buschigere Variante.

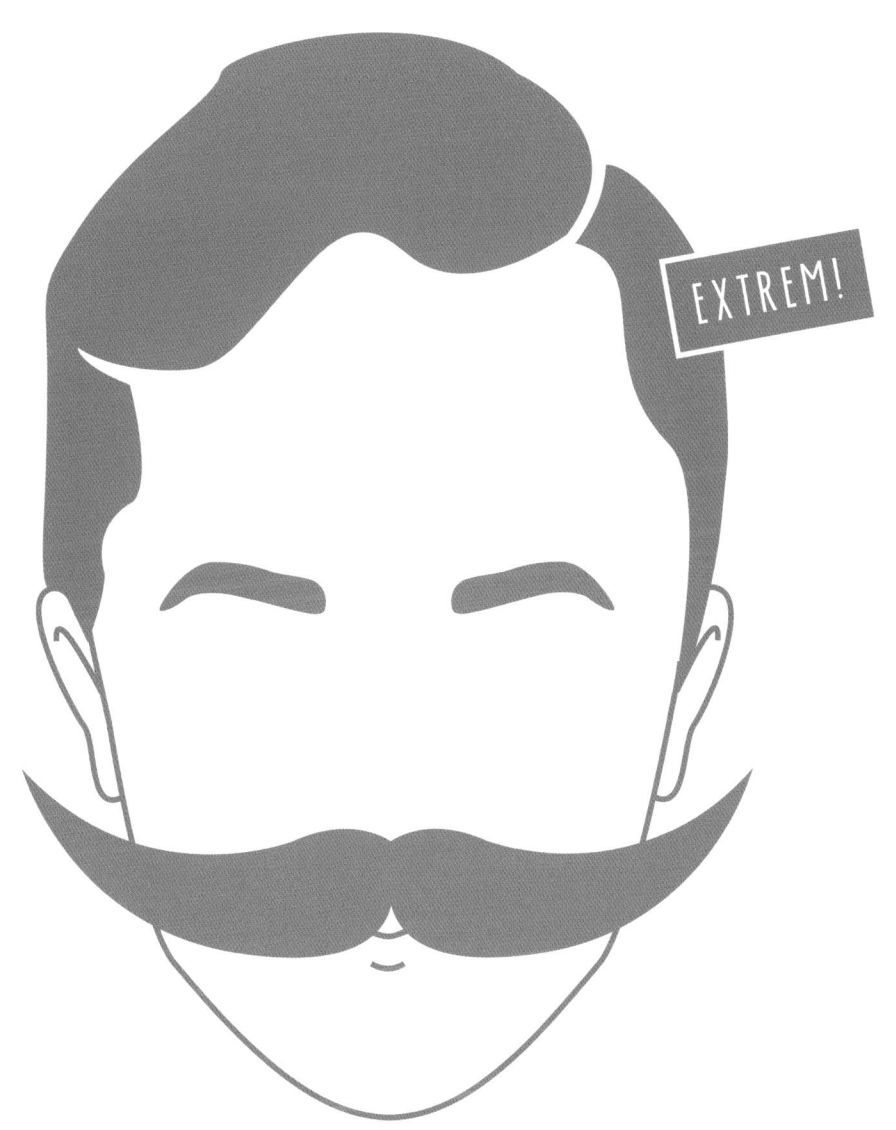

EXTREM!

HÄNGEBART

Diese Frisur ähnelt dem Hufeisenbart auf der nächsten Seite. Es wird ein umgedrehtes U gebildet, das auf der Oberlippe beginnt. Der Kinnbart ist abrasiert. Für einen Hängebart lässt man den Moustache auch ein Stück über die Oberlippe hängen. Es gibt viele verschiedene Varianten mit mehr oder weniger geometrischer Form. Der ursprüngliche Hängebart ist leicht abgerundet und folgt der Gesichtsform eher natürlich.

• Wie viele andere Bartfrisuren ist auch beim Hängebart ein Vollbart der Ausgangspunkt. Danach formen Sie den Hängebart und rasieren den Rest ab.

• Wichtig ist, dass Sie die Seiten gerade zu den Mundwinkeln trimmen. Sie werden ziemlich schmal und es sieht daher nicht gut aus, wenn sie ungleich werden oder die Linie unterbrochen wird. Beim ersten Versuch ist ein Barbier auf jeden Fall hilfreich.

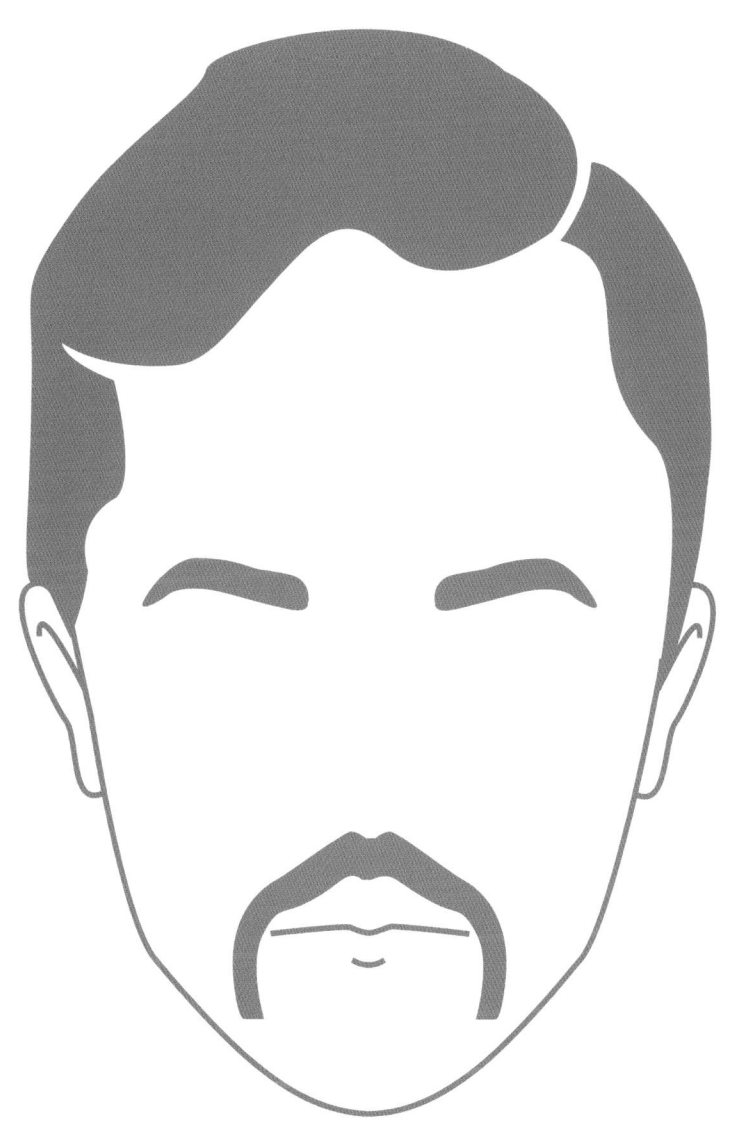

HUFEISENBART À LA HULK HOGAN

Der amerikanische Wrestler Hulk Hogan ist den meisten wohlbekannt. Weltweite Berühmtheit erlangte er durch seine Filmrolle in „Rocky III" als Thunderlips, als er gegen den Filmhelden Rocky Balboa antreten sollte. Mit seinem charakteristischen blonden Moustache und seinem Pagenkopf wird er überall erkannt.

• Klappt auch gut mit rasiertem Schädel, weil der Hufeisenbart genug Aufsehen erregt. Eigentlich brauchen Sie nichts außer diesem Hulk-Bart.

• Außer Hulk Hogan tragen auch Motorrad-, Lastwagenfahrer und moderne Cowboys diesen Bart.

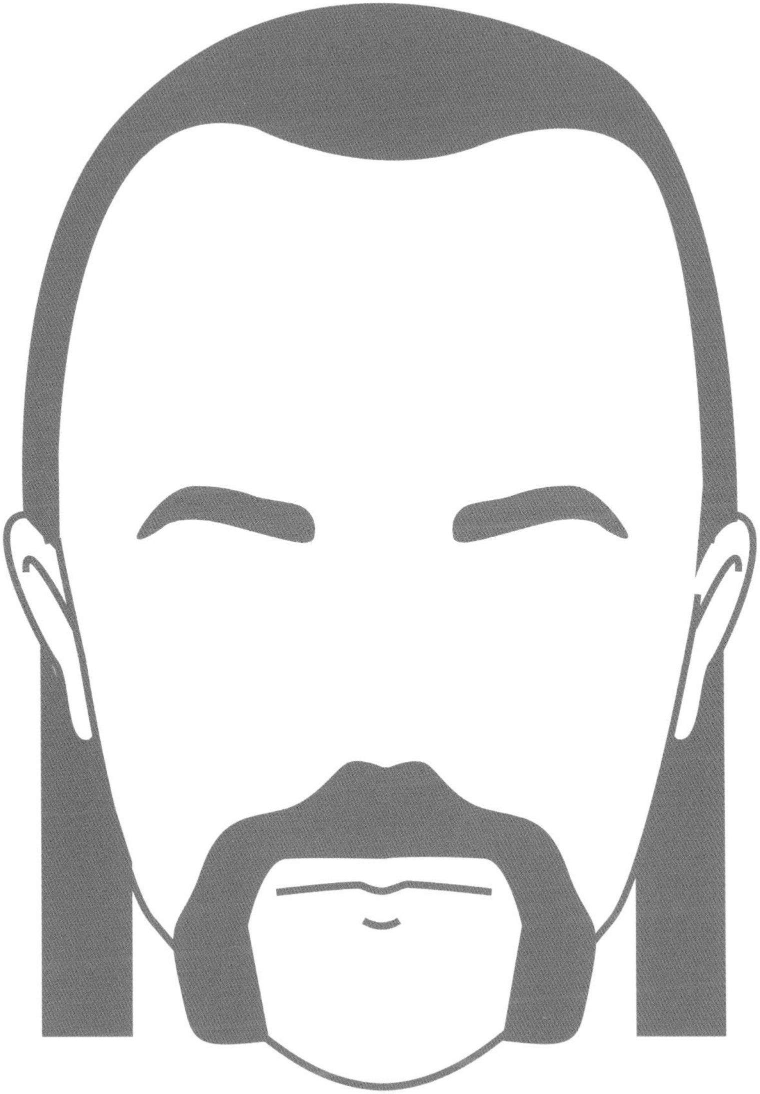

Schmaler Hufeisenbart

Der schmale Hufeisenbart genießt mehr Ansehen als der Hulk-Hogan-Bart auf der letzten Seite. Er verleiht eine verfeinerte Wildheit. Sie sind cool genug, um die beiden Stoßzähne zu tragen, trimmen sie aber sorgfältig und sind deshalb ein bisschen zivilisierter.

• Diese Frisur funktioniert ausgezeichnet, wenn Sie merken, dass Ihr Haarwuchs für den dickeren Hufeisenbart nicht ausreicht.

• Gut bei viereckiger oder runder Gesichtsform, weil die Aufmerksamkeit auf das Kinn gelenkt wird.

• Wie viele dünnere Schnurrbärte oder Frisuren besonders schön, wenn Ihr Schnurrbart eine klare Farbe hat. Ultrablond wie bei Hulk Hogan ist toll, bei dezenteren Farben kann aber auch cool sein, das Färben auszuprobieren (S. 39).

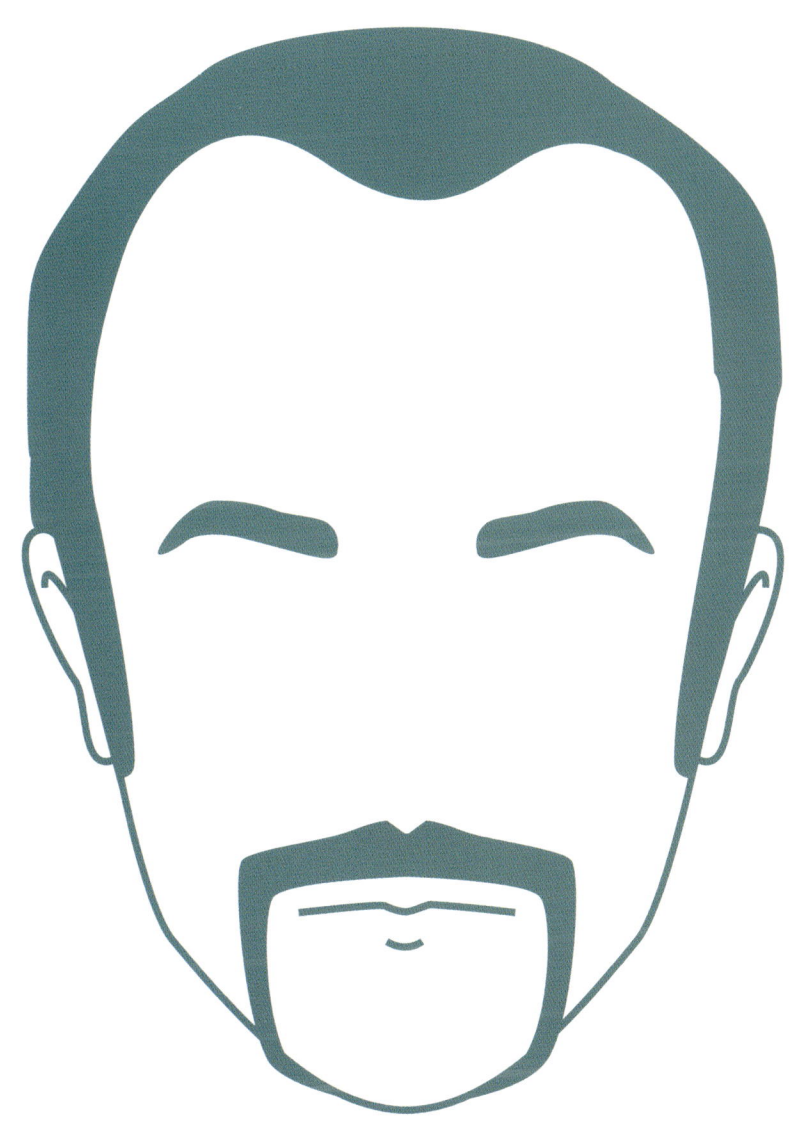

113

GEORGE MICHAEL

Der Sänger trägt manchmal einen Hufeisenbart mit Soul Patch
(S. 82–83). Er zeigt, dass dieser Bart nicht nur den ganz harten
Rockern steht. Auch bei den Popstars funktioniert dieser charak-
teristische Bart. Interessant sind die Unterschiede zwischen den
Varianten dieser Frisur. George Michael trägt beispielswiese einen
Hufeisenbart, dessen Enden bis zum Kinnrand reichen. Manchmal treffen Sie sich sogar unter dem Kinn. Im Laufe der Jahre hat
er auch den Dreitagebart (S. 62) und den Goatee (S. 80) präsen-
tiert.

• George Michael beweist, dass Sie jede Menge verschiedener
  Frisuren ausprobieren und selbst gestalten können.

• Versuchen Sie einmal, die Spitzen des Hufeisenbarts bis herun-
  ter zum Kinn zu tragen. Die unteren Enden können sogar spitz
  zulaufen. Den Bartfleck in der Mitte können Sie nach eigener
  Phantasie gestalten. Das hängt hauptsächlich davon ab, wie
  Ihre Haare dort wachsen, wo viele Männer einfach einen kahlen
  Fleck unter der Unterlippe haben.

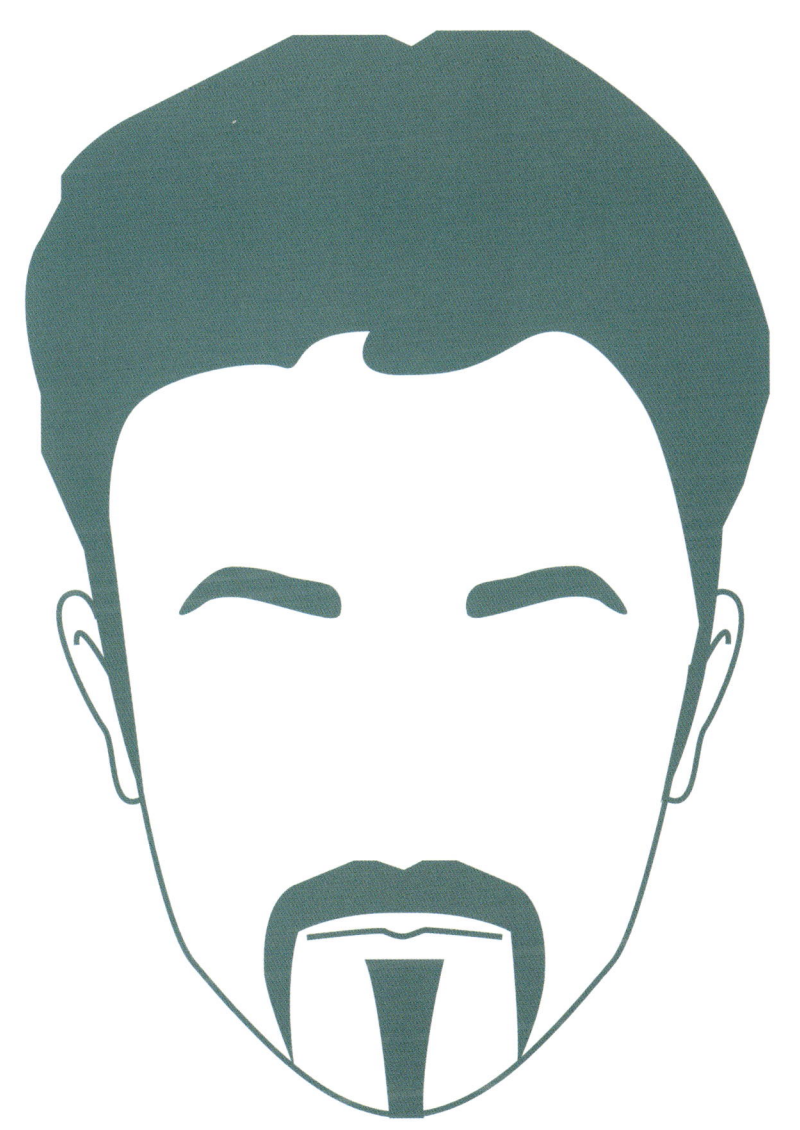

STRINDBERGBART

Der Autor August Strindberg hatte einen sehr kleinen Mund, auf Fotografien gut zu erkennen. Er trug gern einen kurzen, wilden Schnurrbart und ein ähnlich wildes Büschel am Kinn. Sein Haarwuchs folgte der Schwerkratt und der Schnurrbart passte in gewisser Hinsicht zu ihm und seiner exzentrischen Persönlichkeit.

• Im Schnurrbart trug er ziemlich lange Haare, die er nach oben bürstete.

• Der Schnurrbart erreichte fast die Mundwinkel, das restliche Gesicht jedoch war glatt rasiert.

• Eine Frisur, die ein bisschen nach Wildwuchs aussieht, jedoch sehr gepflegt ist und jeden Tag Aufmerksamkeit braucht.

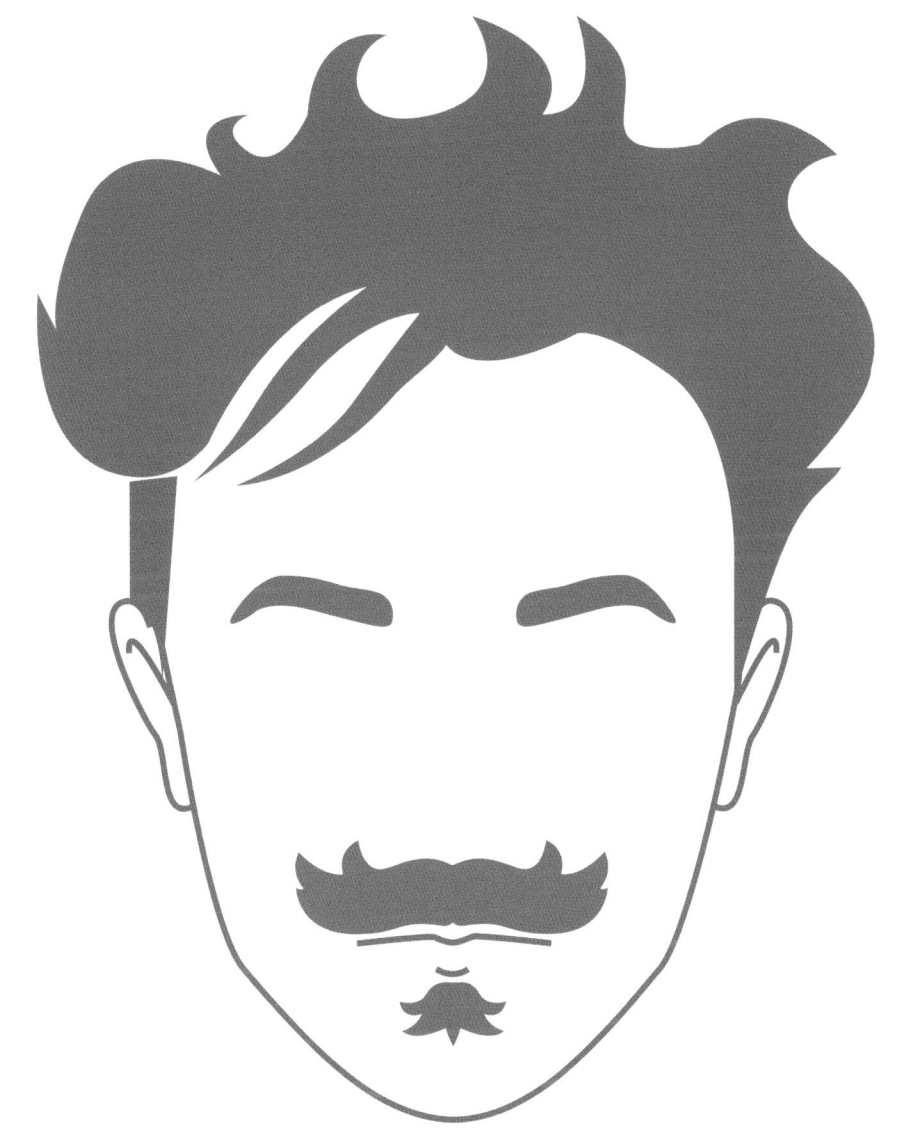

HANDLEBAR

Der Schnauzbart ähnelt einem altmodischen Fahrradlenker. Er ist eine Variante des Verdi-Barts (S. 72). Sehr speziell, aber auch sehr toll. Weil er ziemlich schmal und gut getrimmt ist, passt er zu den meisten Gesichtsformen. Er wird nicht dominant, wie das bei einem größeren Schnurrbart passieren kann.

• Den Schnurrbart deutlich über der Oberlippe trimmen und die Enden lang wachsen lassen.

• Dieser Moustache muss mit Schnurrbartwachs geformt werden (S. 38). Es gibt viele verschiedene Varianten, Sie müssen also Ihre Lieblingssorte finden.

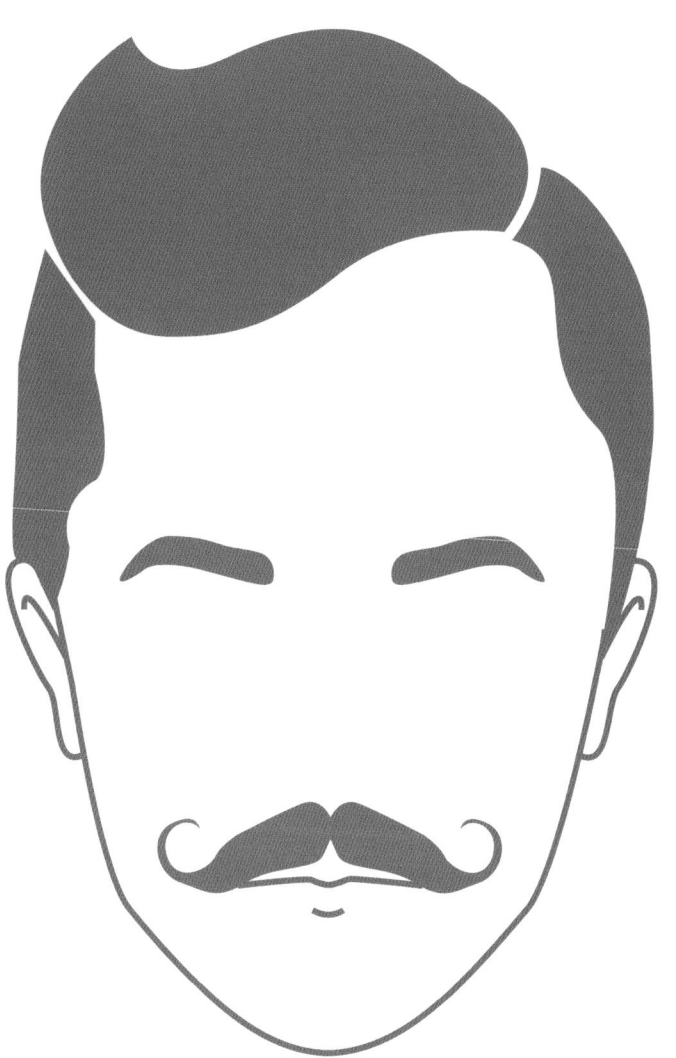

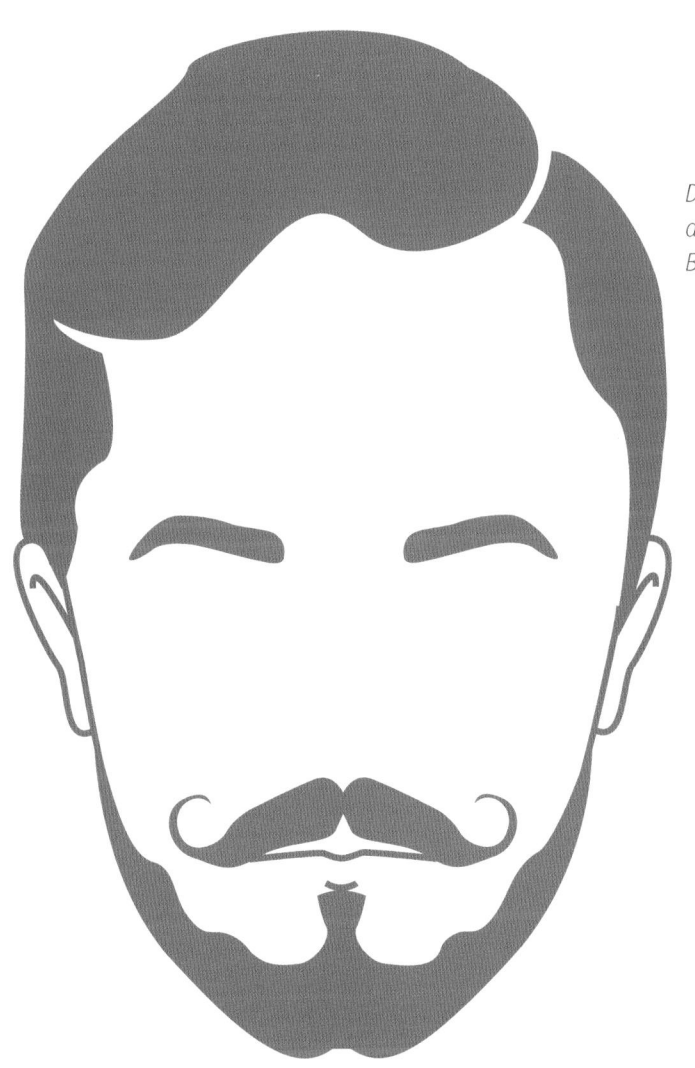

Der Schnurrbart kann mit Bart getragen werden, dann wird er als Verdi bezeichnet (S. 72). Dieser Bart wird auch Petit Handlebar genannt.

- Ein bisschen Wachs zwischen den Fingern verteilen und gleichmäßig auf dem Schnurrbart verteilen. Durchkämmen, damit das Wachs auf alle Haare verteilt wird. Schnurrbartenden nach oben zwirbeln, bis Sie mit der Optik zufrieden sind.

- Darauf achten, dass beide Seiten gleich aussehen, denn das Haar wächst ja nicht symmetrisch.

- Wenn Sie noch Wachs auf den Händen übrig haben, nehmen Sie es für das Kopfhaar. Versuchen Sie, den Bart nach dem Fixieren nicht zu berühren, sonst hält er nicht lange.

KNEBELBART

Der Name stammt vom niederdeutschen Knebel. Der Begriff wurde schon im 16. Jahrhundert zur Bezeichnung für Schnurrbärte verwendet, die nach oben gezwirbelt werden. Kaiser Wilhelm trug beispielsweise einen Schnurrbart, der gerade nach oben zeigte. Das führte dazu, dass die Bezeichnung zu Beginn des 20. Jahrhunderts wieder verwendet wurde. Ein Knebel ist auch eine Stange, die quer über die Nase von Tieren gebunden wird (oft Nutztiere), um sie daran zu hindern, den Zaun zu durchbrechen. Es geht also um etwas Großes unter der Nase, damit es die Bezeichnung Knebelbart verdient.

• Ihr Haarwuchs auf der Oberlippe sollte stark sein. Es dauert ziemlich lange, diese imposante Frisur zu züchten.

• Wie auf dem Bild gezeigt, nimmt man den Wagenbart zu Hilfe, damit dieser Bart kräftiger aussieht. Das Kinn wird glatt rasiert.

• Diese Frisur sieht man vor allem auf Wettbewerben.

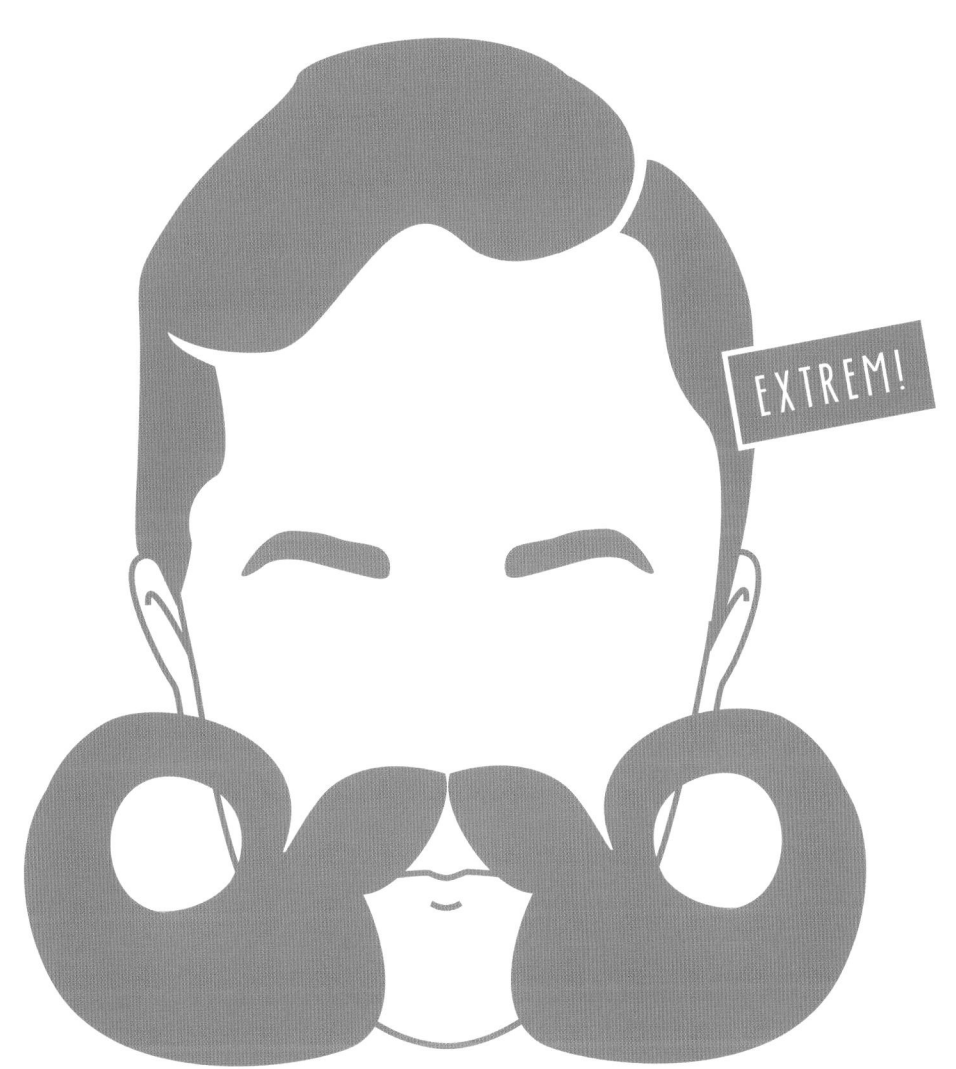

EXTREM!

121 🥨

Im Monat November ist es zur Tradition geworden, den Schnurrbart zum sogenannten Movemberschnäuzer wachsen zu lassen.
Grund ist, die Aufmerksamkeit auf die Gesundheitsvorsorge des
Mannes zu lenken, speziell bei Prostatakrebs. Die Bartform wählen Sie ganz nach Ihrem Geschmack. Wir finden, dass ein Mo-
vember oder auch der Monat November im Allgemeinen perfekt
ist, um sich einen ganz besonderen Bart stehen zu lassen, den
man sonst nicht tragen würde. Die Akzeptanz für etwas verrück-
tere Schnurrbärte ist dann höher und außerdem machen Sie es ja
für einen guten Zweck. Auf dem Bild sehen Sie ein gepflegtes
Beispiel mit einem kleinen Soul Patch (S. 82) am Kinn.

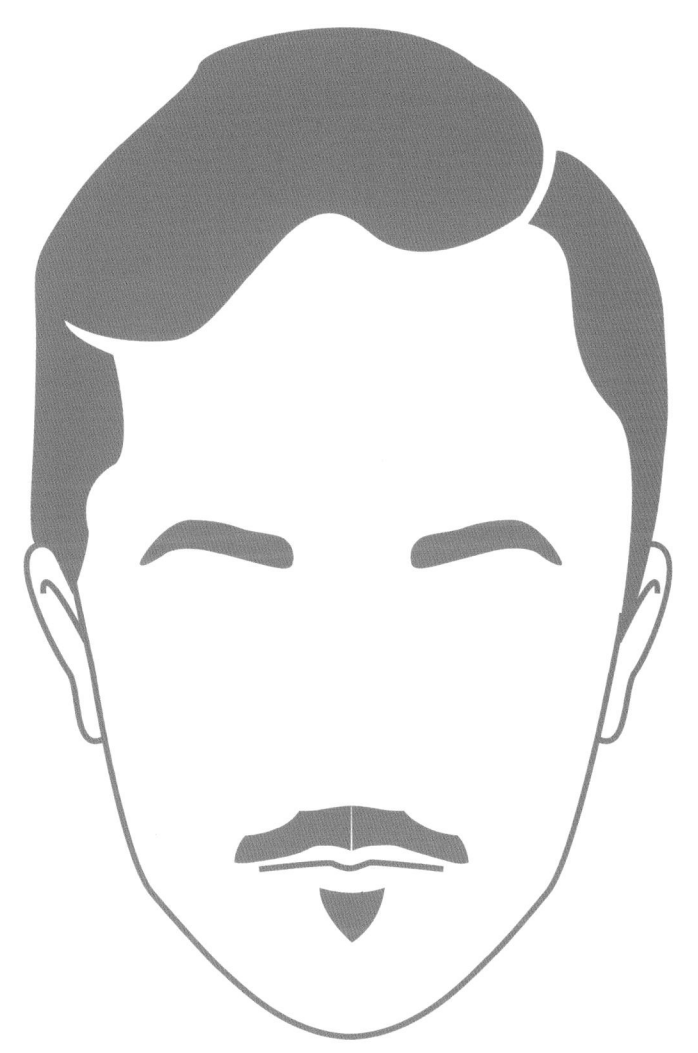

123 🥸

BATMAN-BART

Wenn Sie sich im November einen ganz besonderen Bart stehen lassen möchten, dann probieren Sie doch den Fledermausstil aus. Eine witzige Bartform, die dichten Haarwuchs und eine ruhige Hand beim Trimmen voraussetzt. Trotzdem ist die Frisur machbar. Es gibt viele Varianten. Die Schnurrbartenden können z. B. wie bei einem dünnen Hulk-Hogan-Bart herunterhängen (S. 110). Dann ähneln sie Reißzähnen, passend zum Fledermausstil.

• Möglicherweise müssen Sie den Schnurrbart färben, damit die Fledermausform wirklich klar hervortritt.

• Nur die Fantasie setzt Grenzen bei den interessanten Mustern Ihres Schnurrbarts. Auch das Logo von Superman oder eine Spinne aus Schnurrbart und Bart wurden schon gesichtet.

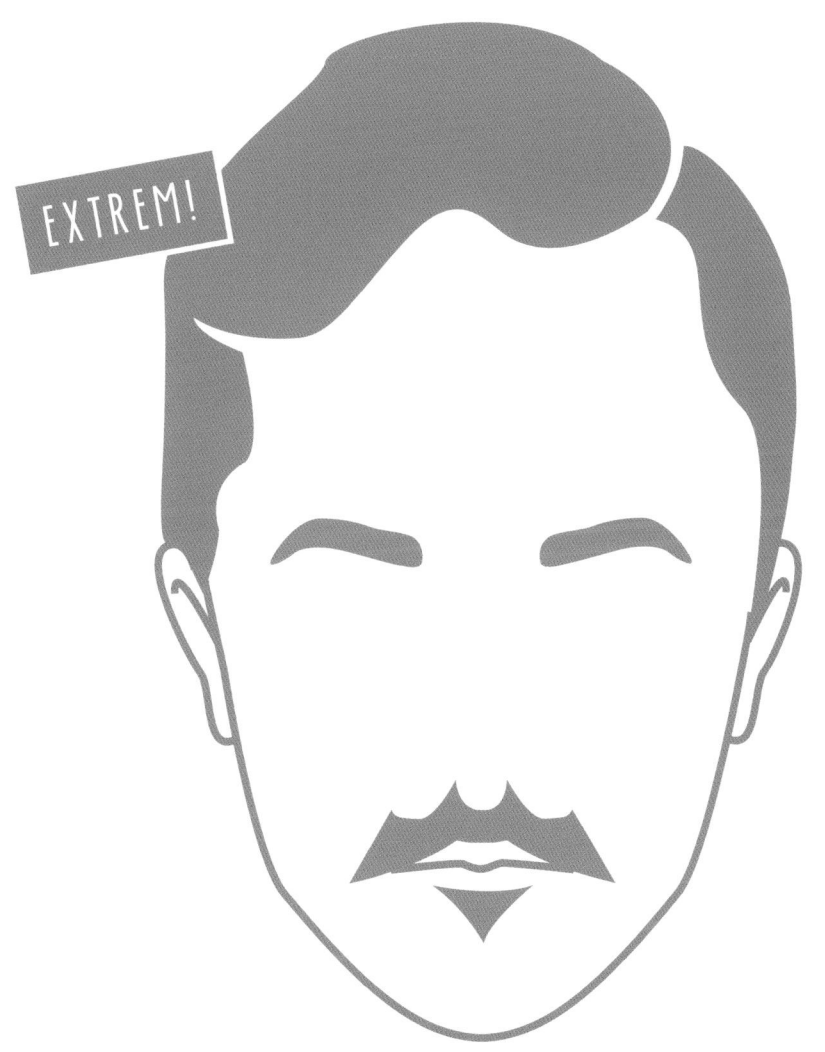

EXTREM!

Dieser Schnurrbart hat zwei Zwirbel. Wenn Sie einen Handlebar tragen (S. 118) und die Enden richtig lang gewachsen sind, können Sie ihn nicht nur mit einem, sondern zwei Zwirbeln tragen. Anfangs ist es vielleicht etwas schwer. Sie benötigen richtig festes Wachs oder Haarspray, damit die Kringel halten.

• Sie können auch einen Stift nehmen und Bart darum wickeln, damit er sich lockt. Es kann etwas dauern, bis man den richtigen Winkel heraus hat.

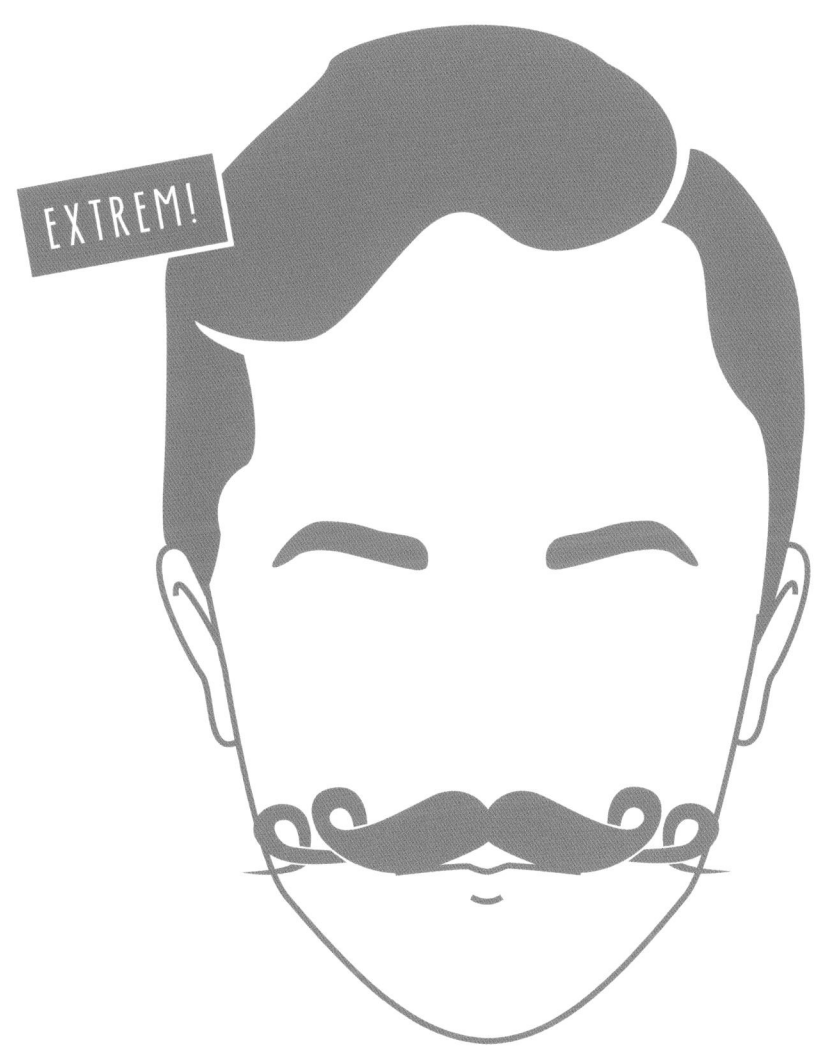

EXTREM!

Der Pornobalken ist ein kräftiger Moustache, der leicht buschig über die Oberlippe hängt. Häufig wird er an den Enden gekämmt. Dieser Schnurrbarttyp war in den 70er-Jahren sehr beliebt. Unter anderem trugen ihn Tom Selleck als Magnum und der Queen-Sänger Freddie Mercury (siehe Magnum-Schnurrbart auf Seite 136 und Freddie-Schnurrbart auf Seite 134).

- Der Bart wird auch als American Standard bezeichnet, getragen wurde er vom Pornodarsteller Ron Jeremy.

- Ein gekämmter Schnurrbart, gern ein bisschen wild gewachsen.

- Wird von bestimmten Männern häufig zusammen mit einem kurzen Pagenkopf getragen.

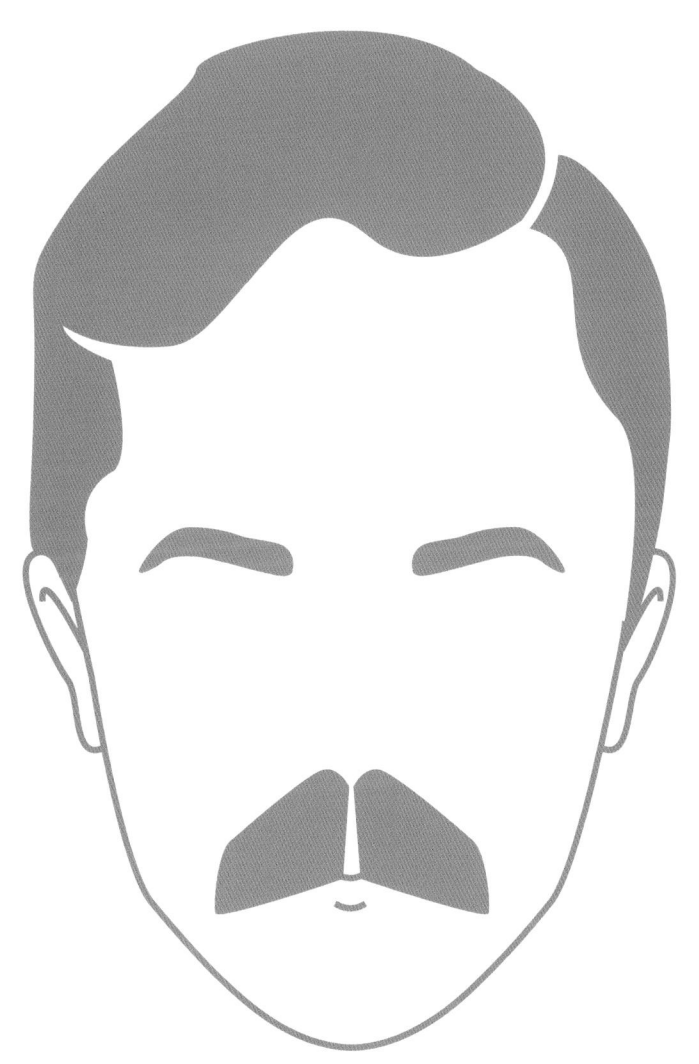

129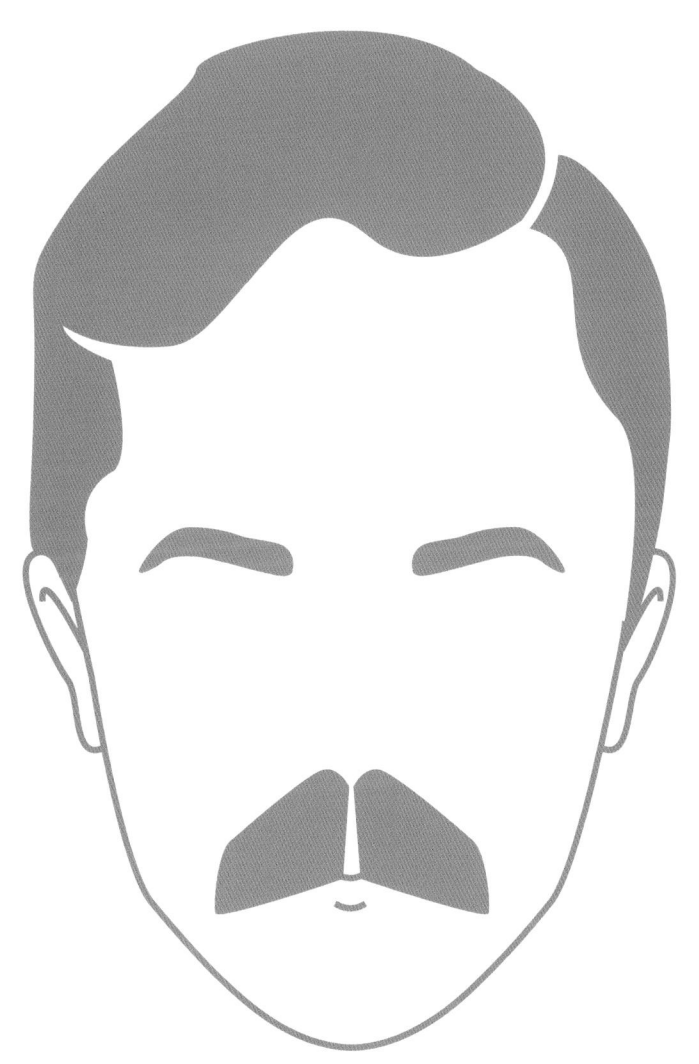

BEARD-STASCH

Dieser Bart besteht eigentlich aus riesigen Koteletten, die mit dem Bart am Kinn und einem kräftigen Schnurrbart zusammengewachsen sind. Es ist nicht sehr wahrscheinlich, dass Sie einen solchen Bart zu anderen Gelegenheiten als bei Bartwettbewerben in Europa sehen. Auf jeden Fall aber ein schöner Stil!

EXTREM!

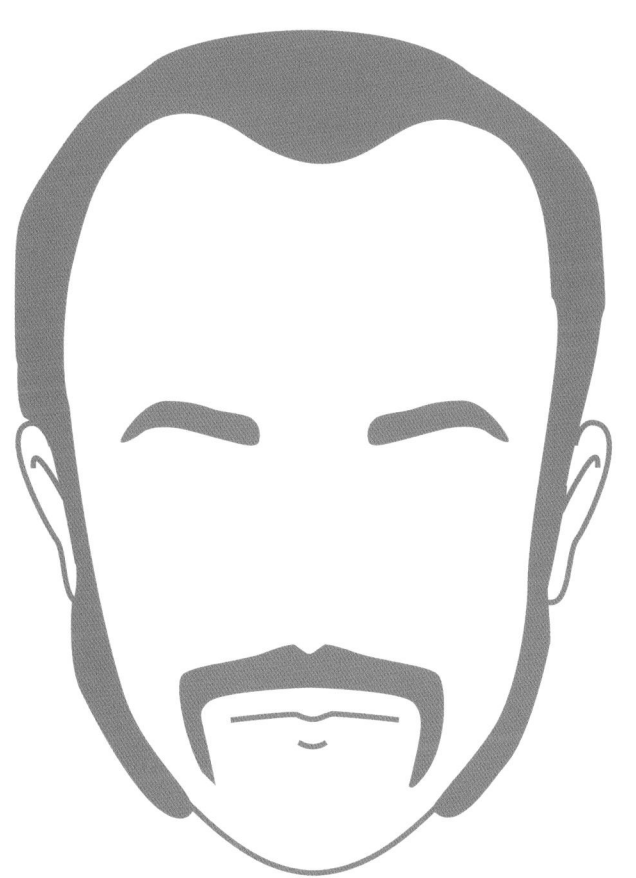

Der Raggare-Bart besteht aus einem Hufeisenbart (S. 110) in Kombination mit richtig langen Koteletten. Das Kinn bleibt glatt rasiert. Viele Stile werden komplett verändert, wenn Sie Moustache, Bart und Koteletten auf verschiedene Arten kombinieren, deshalb können ein paar Beispiele hilfreich sein.

- Der Raggare-Bart wird etwas fixiert, aber mit leichten Mitteln.

- Ein paar coole Koteletten mit diesem Schnurrbart und der Stil ist perfekt.

Auch manchmal „the English" genannt, eine Variante des Blei-stift-, Tango- oder Clark-Gable-Barts (S. 102). Wenn Sie meinen, dass es Ihnen ein bisschen an Klasse oder Stil fehlt, wird dieser Bart es richten! Der Schnurrbart braucht jedoch Pflege – Sie müs-sen sich täglich um ihn kümmern. Die Bartstoppeln einer Nacht lassen ihn optisch versinken, weil er kurz (1 bis 2 Millimeter) ge-halten wird.

• Beim Trimmen sehr kurzer Schnäuzer ist es wichtig, dass Sie symmetrisch und gerade arbeiten. Verwenden Sie durchsichti-ges Rasiergel (S. 36), das nicht schäumt, wenn Sie die Konturen Ihres Thin Stripes rasieren.

• Es ist auch wichtig, dass Sie bei kurzen Schnurrbärten die Au-genbrauen unter Kontrolle halten. Sie dürfen nicht zu dominant werden. Zum Trimmen der Augenbrauen erfahren Sie mehr auf Seite 170.

• Wenn Sie sich vertun und eine Ecke in den Bart schneiden oder nicht so dichten Haarwuchs an einer Stelle haben, können Sie den Schnäuzer mit dem Augenbrauenstift füllen. Diesen erhal-ten Sie in jeder Kosmetikabteilung.

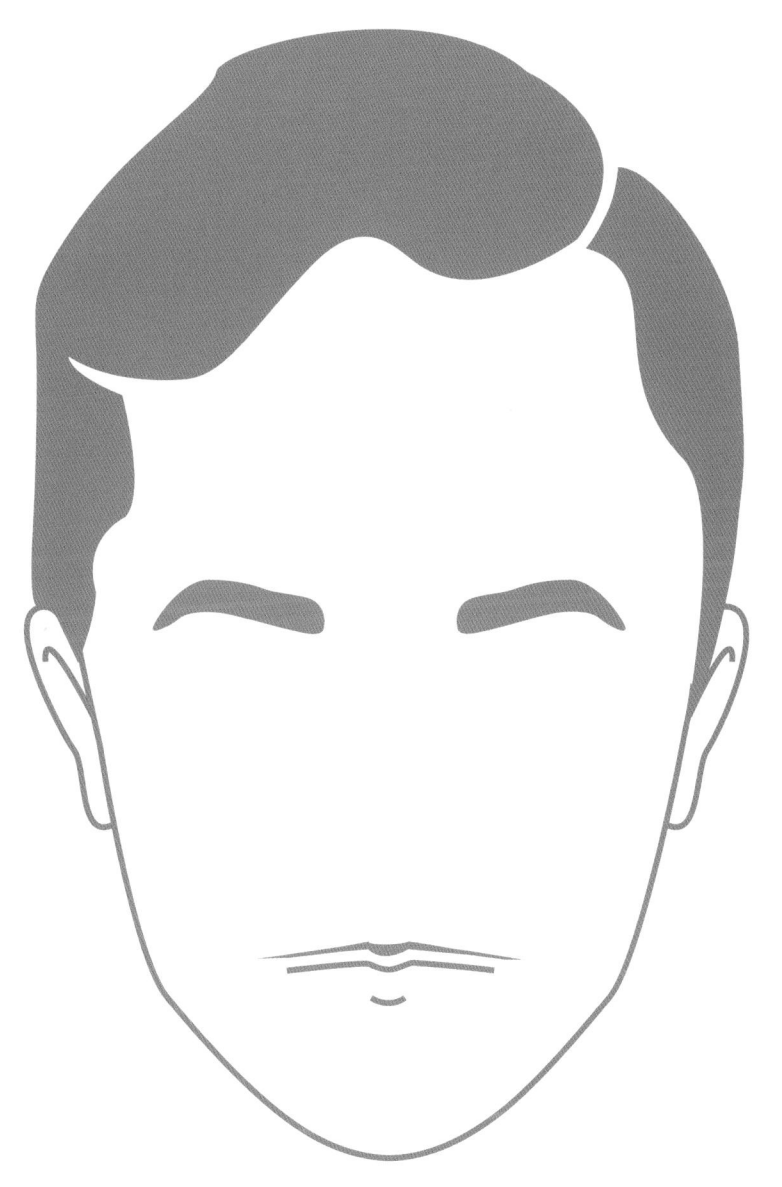

FREDDIE MERCURY

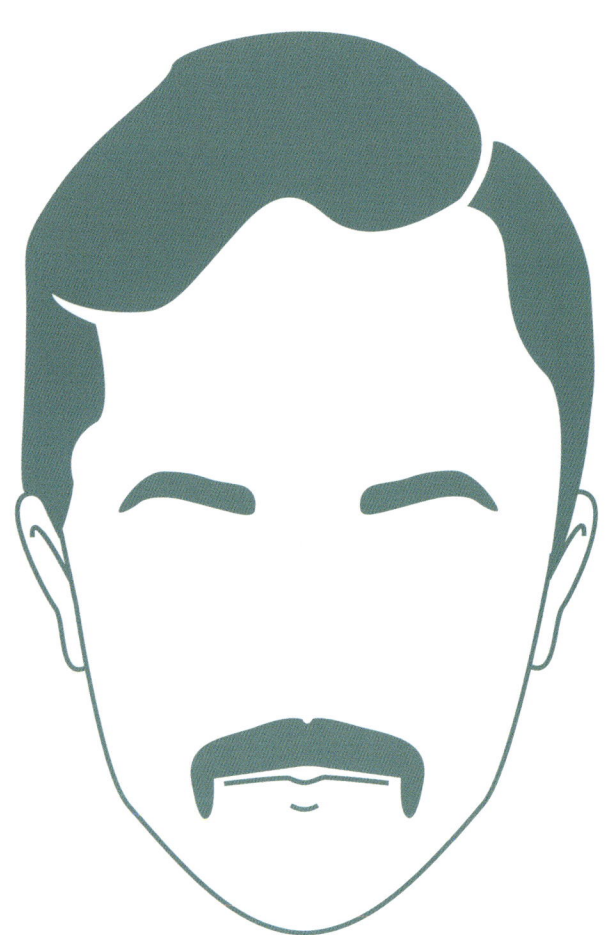

Der legendäre Sänger der Rockband Queen lebte von 1946–1991. Er war nicht nur ein fantastischer Sänger und Entertainer, sondern trug auch einen beeindruckenden Schnurrbart. Freddie spielte manchmal mit einem kurzen Hufeisenbart (S. 110) wie auf dem Bild, manchmal jedoch trug er den Pornobalken (S. 128). Wir möchten King Freddie huldigen, indem wir eine Frisur nach ihm benennen. Am besten sah sein Bart im Video zum Song „I want to break free" aus dem Jahr 1984 aus. Zum ersten Mal zeigte er sich 1980 im Video „Play the game" mit Schnurrbart.

• Ein kräftiger Moustache, der männlich wirkt.

• Passt zu Gesichtern mit ausgeprägten Wangenknochen. Auch für viereckige Gesichtsformen geeignet.

• Große Schnurrbärte können etwas kleinere Gesichter „aufessen". In diesem Fall einfach die Dicke des Schnäuzers reduzieren.

Wie schon erwähnt, wird ein Handlebar (S. 118) zusammen mit einem Soul Patch, also einem kleinen Bartfleck auf dem Kinn, Imperial genannt. Diese Kombination aus Bart und Moustache kann auf verschiedene Arten variieren. Eine gut getrimmte Frisur, die Pflege benötigt.

- Gut bei viereckiger oder runder Gesichtsform. Bei einem etwas länglichem oder dreieckigem Gesicht sollten Sie Bartfrisuren vermeiden, die das Kinn besonders betonen.

- Wie beim reinen Handlebar kann man die Schnurrbartenden richtig lang wachen lassen. Das gilt auch für den Bartfleck, der ein paar Zentimeter über das Kinn herabreichen kann.

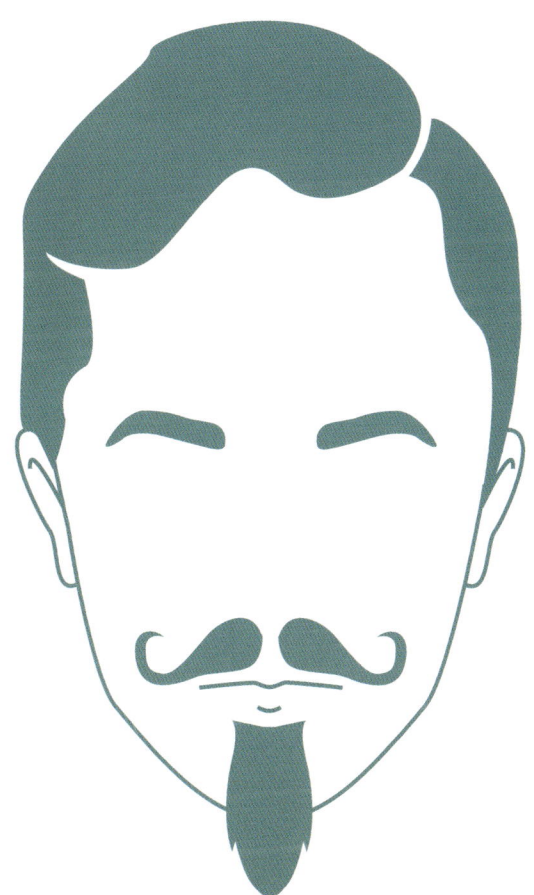

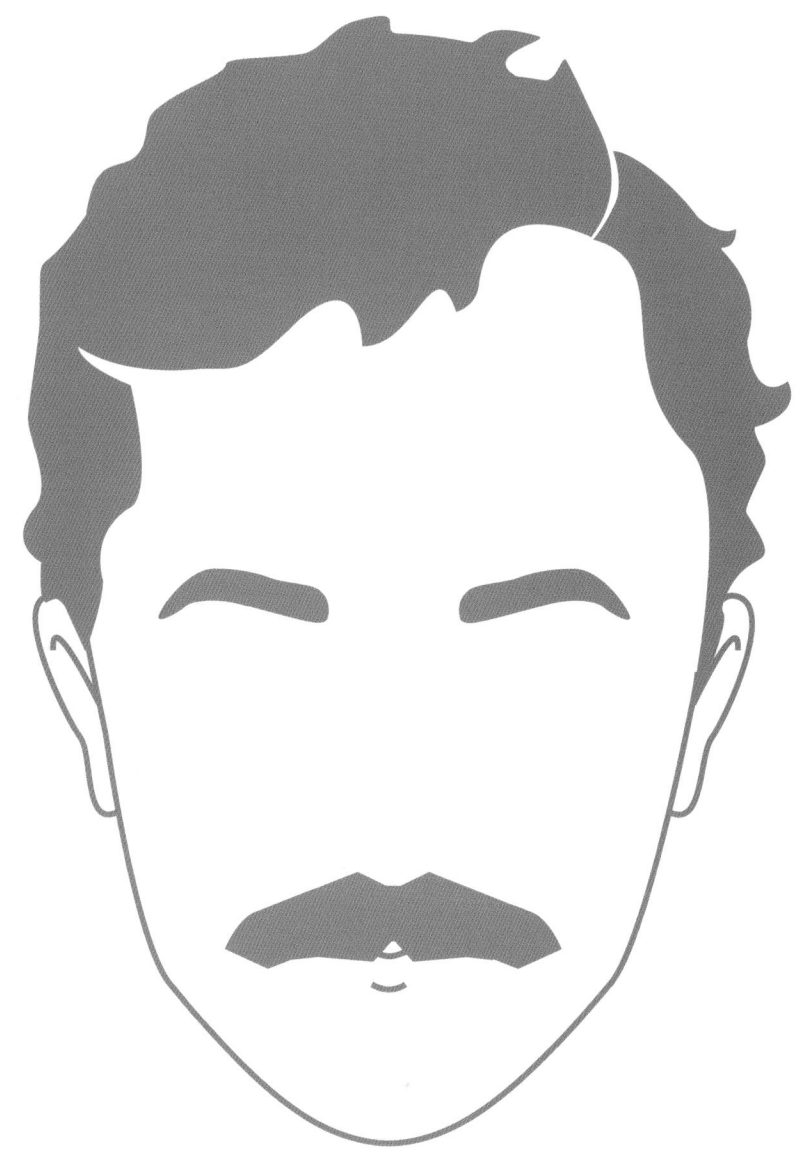

Tom Selleck fand bereits unter der Rubrik Pornobalken Erwähnung (S. 128). Der Schnurrbart wurde oft als ikonischster, beeinflussendster Moustache aller Zeiten bezeichnet. Und Tom Selleck ist es wohl zum großen Teil zu verdanken, dass Haar auf der Oberlippe wieder zum Trend wurde. Der Schauspieler wurde 1945 geboren und machte Karriere als Privatdetektiv Thomas „Tom" Magnum in der gleichnamigen Serie. Er spielte auch einen Part in der Serie „Friends" als Jugendfreund von Monica. Im Blockbuster „Drei Männer und ein Baby" übernimmt Tom Selleck mit seinem Schnurrbart echte väterliche Verantwortung – einem Schnurrbart, der bei Facebook einen eigenen Fanclub mit 38.000 Likes hat.

• Wenn Sie über die Möglichkeit und den Haarwuchs verfügen, dann probieren Sie diese Frisur einmal im Leben aus. Er könnte Ihre Karriere ebenso beschleunigen wie die von Tom.

• Ein Moustache, der die Öffentlichkeit nicht scheut.

ZWEIFINGERBART

Diese Frisur wird auch als Chaplin- oder Hitlerbart bezeichnet. Man kann ihn eigentlich nicht tragen, ohne sich auf einen der beiden zu beziehen. Leider hat dieser spezielle, aber originelle Bart nur als abnehmbare Variante in Verkleidungsgeschäften überlebt. Was jedoch wäre Charlie Chaplin ohne seinen Bart gewesen?

- Funktioniert eigentlich nur, wenn Sie sich auf einer Party als Charlie Chaplin verkleiden.

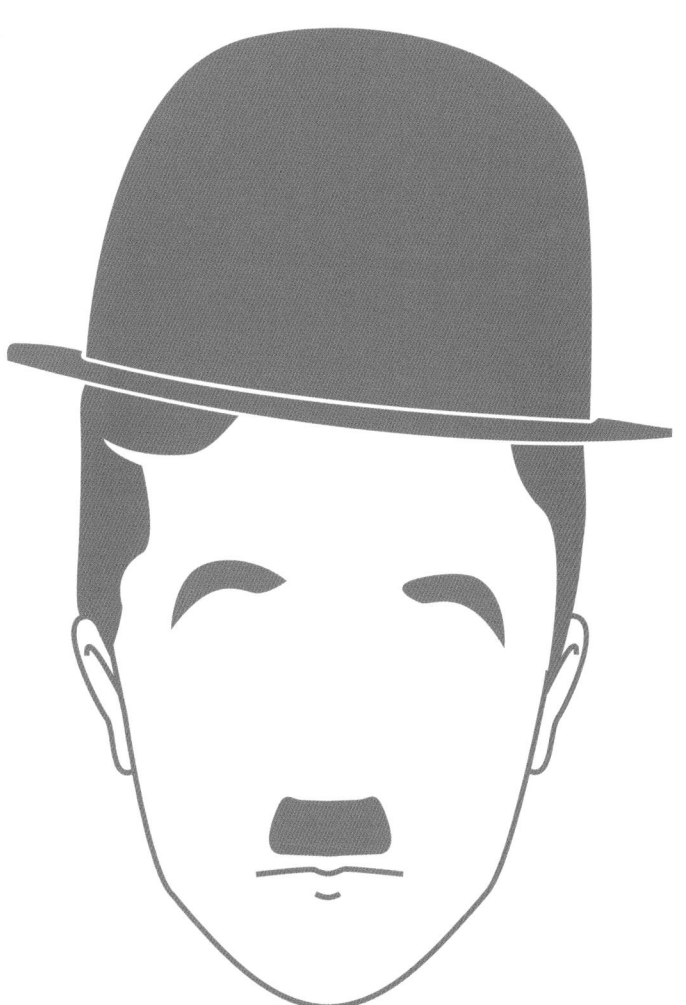

Wenn Sie gar keine Idee haben, was Sie mit Ihrer Gesichtsbehaarung anfangen könnten, ist dieser Figurschnitt immer eine Lösung. Er ist genauso abgefahren wie der Batman-Bart (S. 121) und mindestens genauso schwer zu trimmen. Vielleicht tragen Sie ihn nur einmal im Leben, vielleicht, um eine besondere Frage besonders zu unterstreichen?

• Nur die Fantasie setzt den verrückten Mustern Grenzen, die Ihr Schnurrbart annehmen kann.

• Regt zu Kommentaren an wie: „Du siehst aus wie ein wandelndes Fragezeichen".

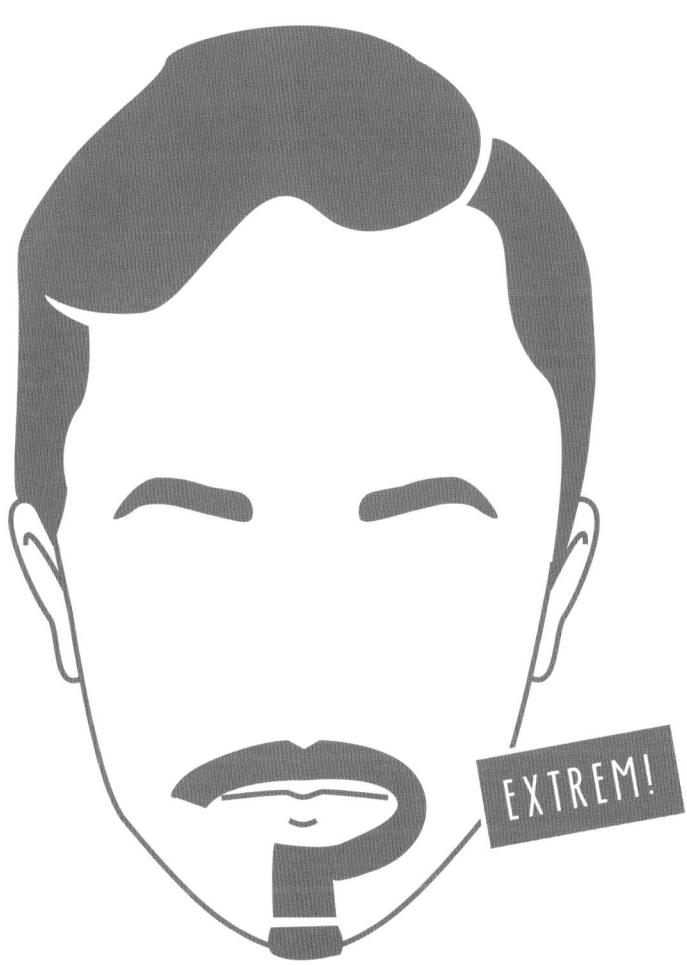

EXTREM!

139

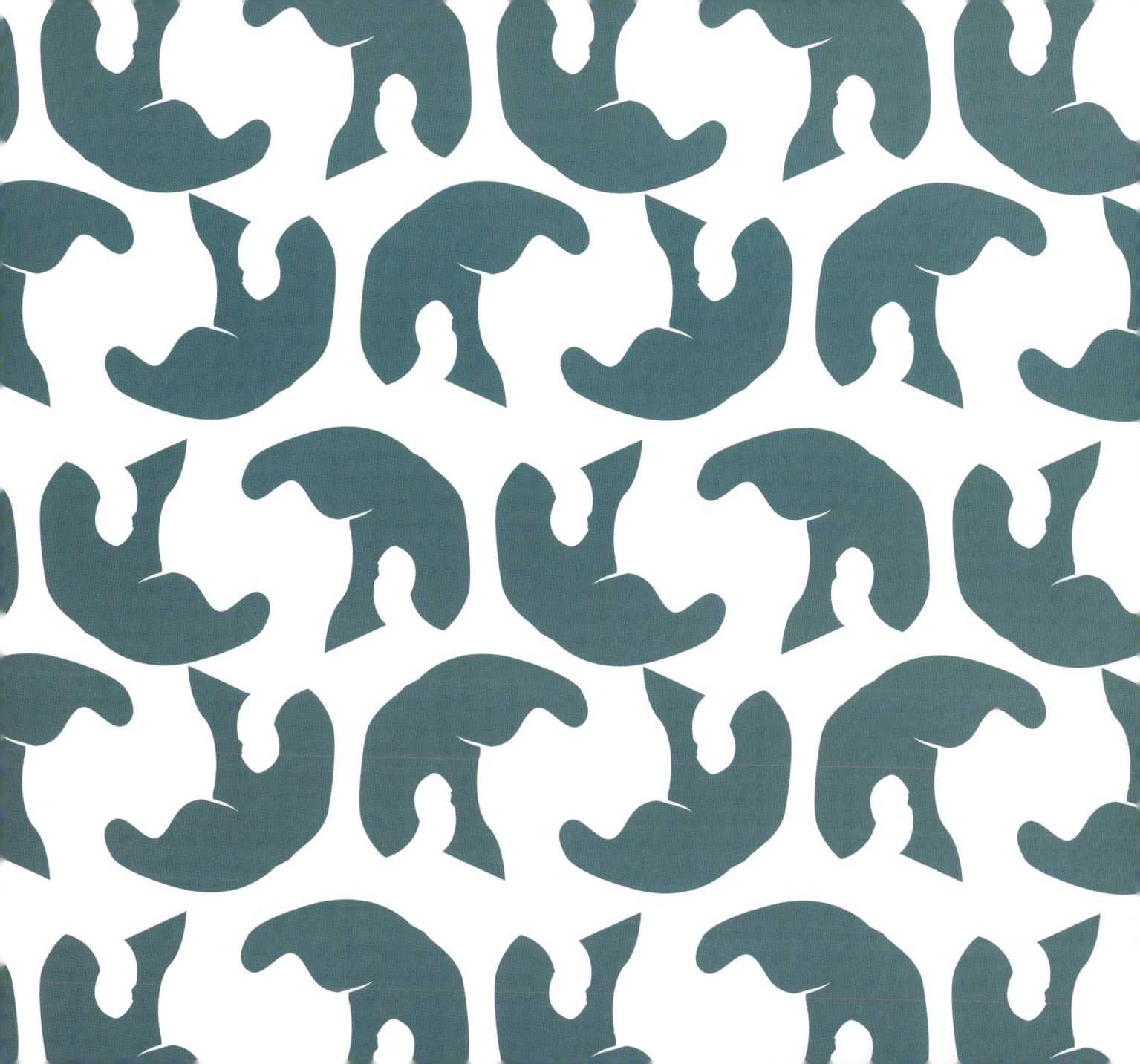

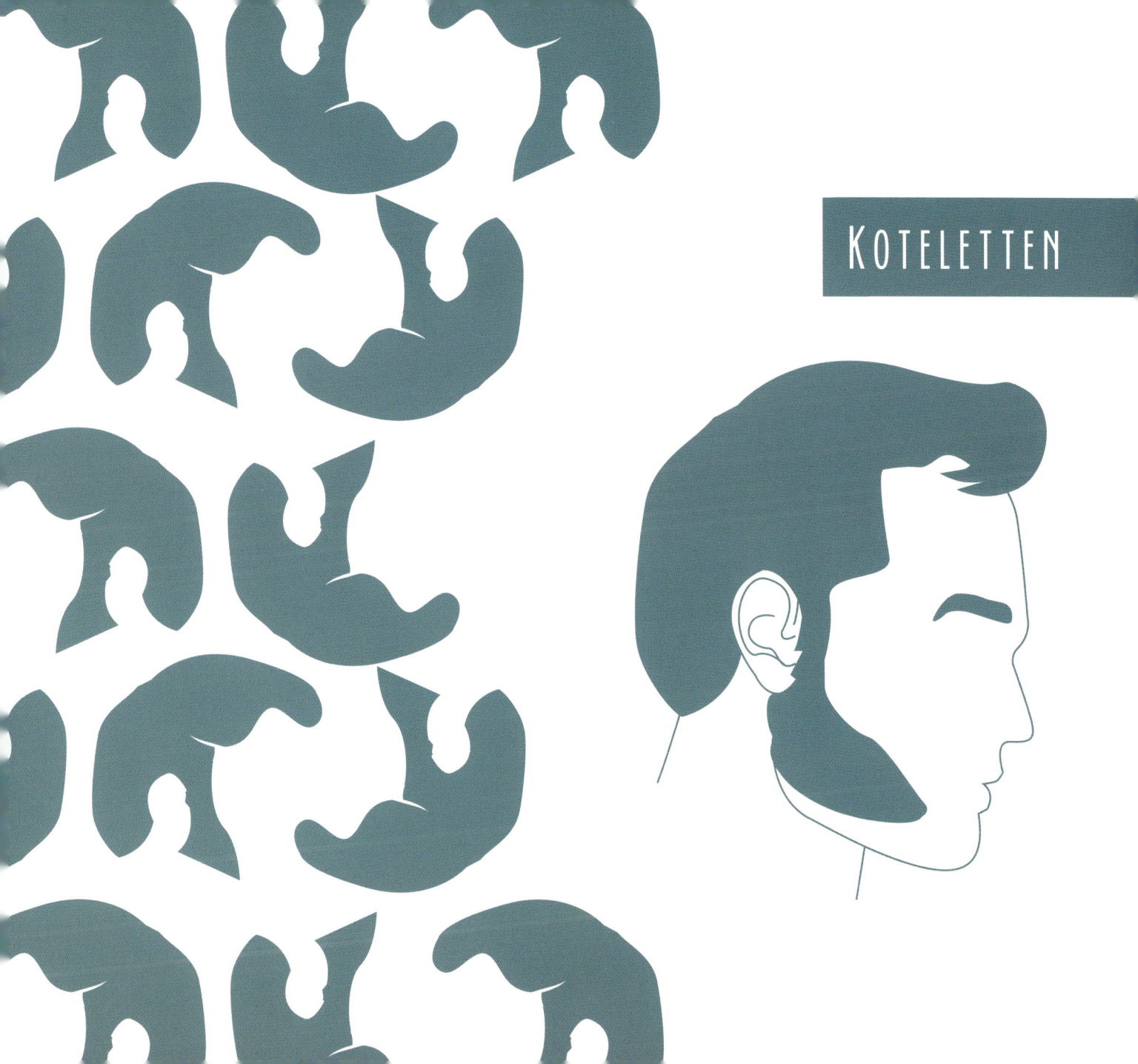

KOTELETTEN

Ein wichtiger Teil der Gesichtsbehaarung sind die Koteletten. Nach Ansicht mancher Barbiere sind sie sogar die Hauptsache bei der Kopfbehaarung. Koteletten wachsen an den Seiten des Gesichts, vom Ohr herunter zum Kinn. Und Koteletten, die von Ohr zu Ohr und über das Kinn reichen, sind eben ein Vollbart.

Koteletten rahmen Ihr Gesicht ein. Mit breiten oder schmalen Koteletten können Sie verschiedene Gesichtsformen betonen. Wenn Sie ein langes, schmales Gesicht haben, können Sie die Koteletten bis zum Kieferknochen etwas üppiger wachsen lassen. Bei einem eher runden Gesicht können Sie am unteren Rand der Koteletten einen Winkel schaffen, um mehr Kantigkeit zu erzeugen. Bei viereckiger Form tragen Sie etwas längere Koteletten, die bis zum Ende des Ohrs reichen. Das macht die Züge weicher und die Koteletten betonen die Vorzüge des kantigen Gesichts. Mehr zu Bartfrisuren, die zu Ihnen passen, im Kapitel Gesichtsformen (S. 40).

Auf Englisch heißen die Koteletten „Sideburns". Der Name soll aus dem amerikanischen Bürgerkrieg von General Ambrose Burnside stammen, der extrem üppige Mutton Chops trug. (S. 146).

Koteletten haben weltweit über Jahrhunderte Aufmerksamkeit erregt. Früher gab es Volksgruppen (u. a. Mexikaner und Kolumbianer), bei denen sich die Männer die Gesichter rasierten, die Koteletten aber lang wachsen ließen.

1936 gelangten die Koteletten von Roosevelt zu Weltruhm, in den 1950er-Jahren wurde Marlon Brando als Wüterich in „The Wild One" (1953) bekannt. König der Koteletten jedoch ist und bleibt wohl Elvis.

Wenn Sie sich fragen, wie lang Koteletten wohl sein sollten, sehen Sie sich die untere Kurve des Ohrs zum Gehörgang an. Ihre Koteletten sollten nicht höher sitzen als dort. Achtung: Die Ohren sitzen nicht immer auf beiden Seiten in der gleichen Höhe. Wenn Sie Ihre Koteletten selbst trimmen, sollten Sie kontrollieren, dass sie wirklich gleich lang werden.

Vielfach herrscht die Ansicht, dass Koteletten für jede Frisur obligatorisch sind. Es gibt viele verschiedene Arten, wie Sie Ihre mit Stolz tragen können. Hier ein paar gute Beispiele:

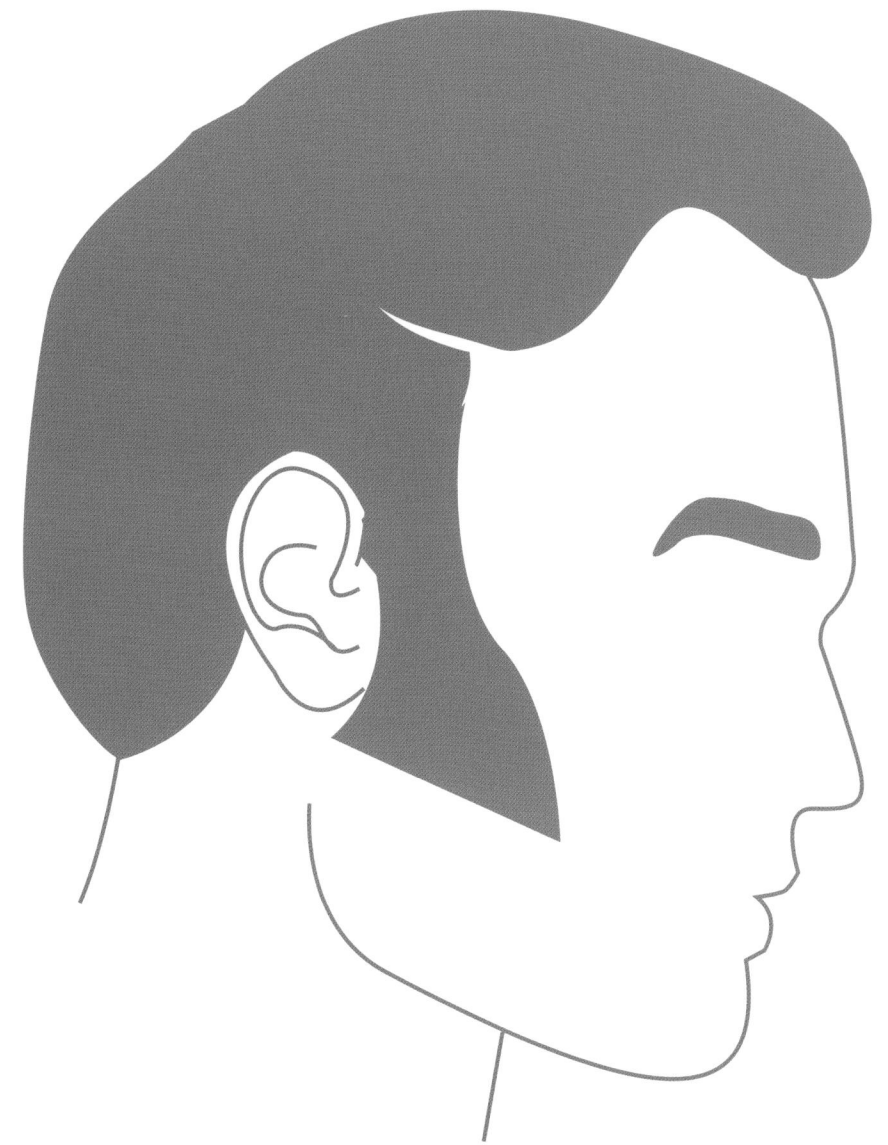

Der Sänger ist wohl der erste, der einem beim Gedanken an Koteletten einfällt. Elvis' schwarze, breite Chop Muttons waren etwas ganz Besonderes, so individuell, dass sie einen eigenen Eintrag erhalten. Sie nahmen an Größe zu, wie auch seine Berühmtheit stieg. Von kurz und gut gepflegt entwickelten sie sich immer mehr zum betonten Teil des Gesichts, sie wurden buschiger und eckiger.

- Koteletten sollten in einer Höhe mit den Mundwinkeln gekappt werden, in einer geraden Linie. Die Koteletten bleiben an den Ohren schmal, werden dann aber, kurz bevor sie abschließen, dicker. Sie ähneln einem Dreieck auf den Wangen.

- Versuchen Sie, sich üppigere Koteletten wachsen zu lassen als die Üblichen, die Ihr Barbier Ihnen verpasst.

- Mit etwas schwarzer Bartfarbe (S. 39) werden Sie schnell zur lebenden Legende wie Elvis.

MUTTON CHOPS

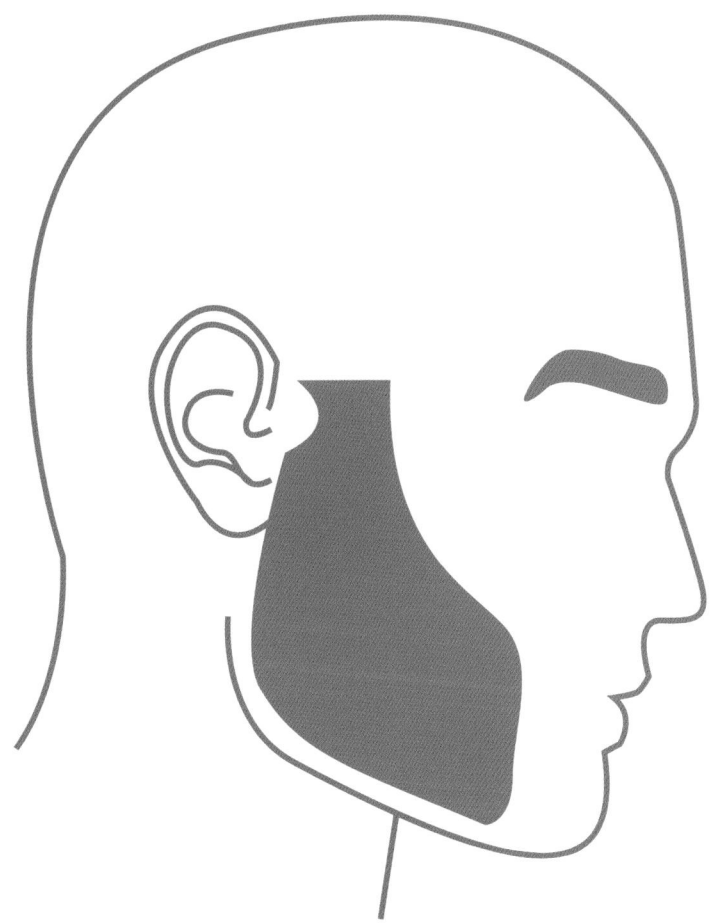

Mutton Chops sind Koteletten, die bis zu den Gesichtsrändern und aufeinander zu wachsen. Oft sind sie unten breit und am Wangenknochen schmaler. Daher der Name „Lammkoteletts" auf Englisch, Mutton Chops. Früher ließ man die breiten Koteletten gern üppig wachsen, manchmal wuchsen sie mit dem Oberlippenbart zusammen, das Kinn jedoch blieb glatt. Heute werden Koteletten oft kurz geschnitten und mit Frisuren nach Wahl getragen (gern wohlgepflegt und in Richtung kurz rasiert). Wenn Sie ein bisschen gefährlich wirken möchten, können Sie sich für die wildere Wolverine-Variante entscheiden. Ganz Mutige rasieren sich den Schädel wie auf dem Bild links, damit die Koteletten noch dominanter wirken.

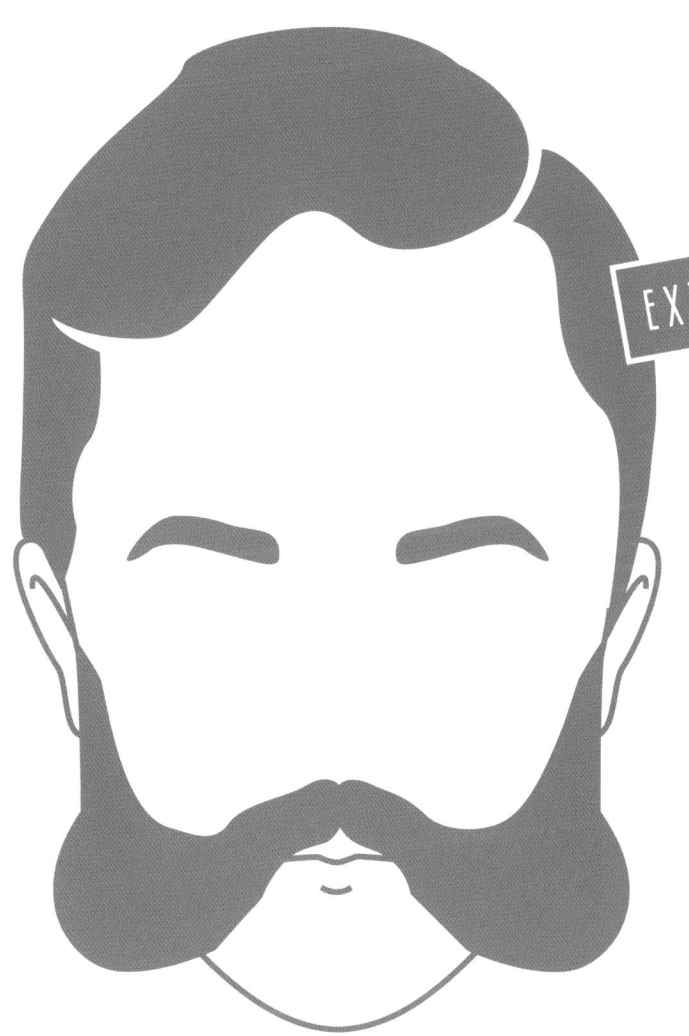

EXTREM!

So sehen klassische Mutton Chops aus, lässt man sie mit dem Moustache zusammenwachsen, zu sogenannten Friendly Mutton Chops (S. 78).

- Den kompletten Bart mindestens vier Wochen wachsen lassen, dann die Koteletten gestalten.

- Oberen Wangenbereich rasieren, um die Koteletten klar abzugrenzen. Haar an den Koteletten kurz rasieren, dann ist das Aussehen gepflegter.

- Wärmt schön an kalten Wintertagen.

- Populär im 19. Jahrhundert bei amerikanischen Politikern und heute bei Motorradgangs. Gut gepflegten Koteletten begegnet man jedoch auch in Hollywood.

RAGGARE

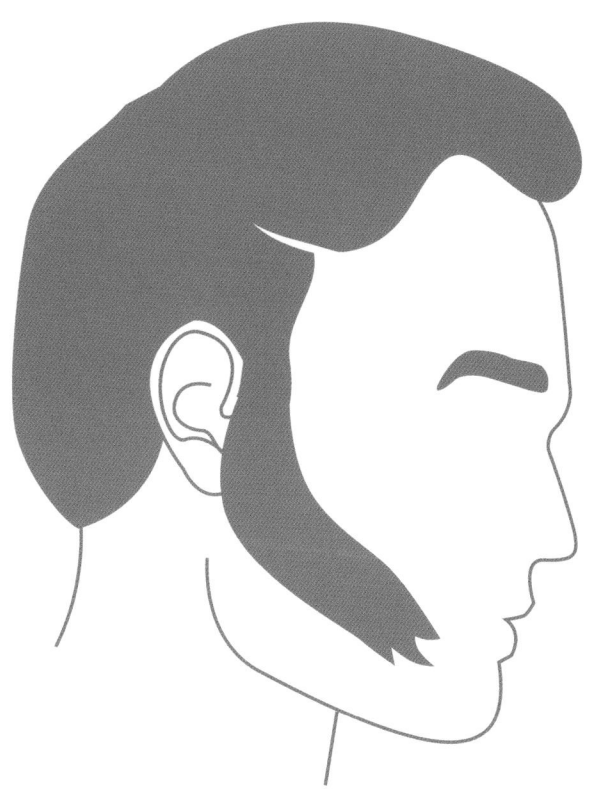

Die Raggare-Kultur in Skandinavien entstand in den 1950er-Jahren, inspiriert von James Dean im Film „... denn sie wissen nicht, was sie tun", Elvis Presley und der amerikanischen Kultur im Allgemeinen. In Großbritannien heißen die Raggare Teddy Boys, in Frankreich Blousons Noirs (Schwarzjacken) und in Deutschland Halbstarke.

- Lassen Sie sich von den Stars der 1950er-Jahre inspirieren und wagen Sie mal etwas.

- Diese längeren Koteletten passen gut zu viereckigen Gesichtern.

- Manche Halbstarkenkoteletten verlangen nach dem kompletten Outfit und einem hübschen Wagen. Kreieren Sie Ihren eigenen Stil und bitten Sie den Barbier oder Friseur um Unterstützung.

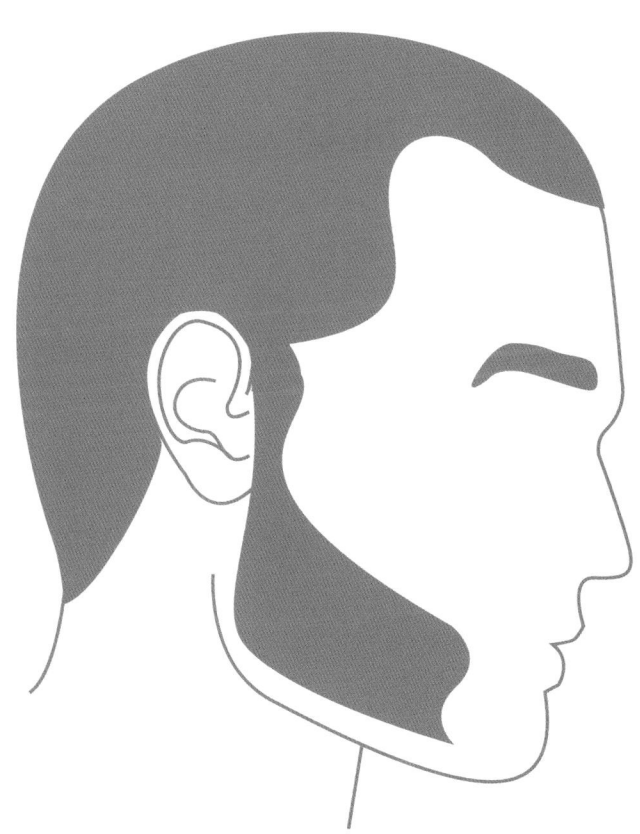

Das Coolste, was man unter dem Helm beim American Football oder unter der Baseballkappe bei welchem Sport auch immer tragen kann, sind richtig buschige, dicke Koteletten.

- Die Koteletten sollten rechteckig sein, den Wangenknochen folgen und knapp einen Zentimeter über der Wangenkante enden. Am Mund schließen sie ein Stück entfernt von den Mundwinkeln ab, das Kinn bleibt glatt.

- Kopfhaar und Koteletten so trimmen, das beide nur noch zentimeterlang sind. Das sieht gepflegt aus und die Frisur verleiht Gewicht. Außerdem sind die Koteletten nicht im Weg.

- Das Züchten dieser Schönheiten kann dauern, verlieren Sie nicht die Hoffnung, wenn Sie daran arbeiten müssen.

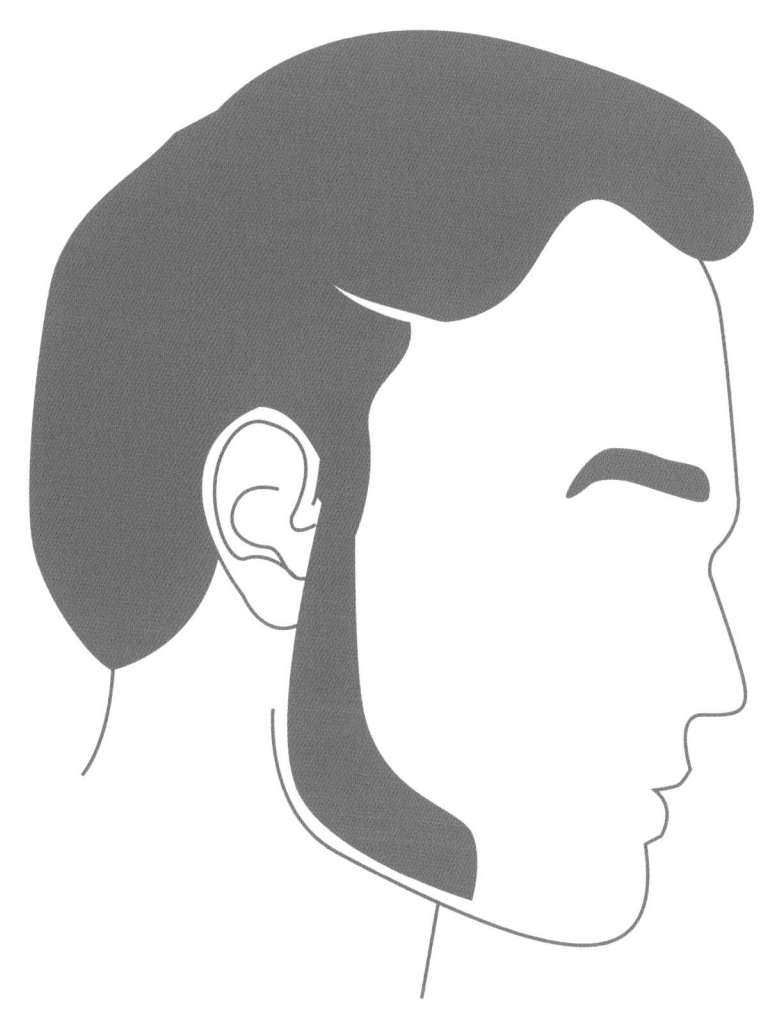

Wenn man im Kotelettenreich wirklich nach vorn kommen will, kann man verschiedene Formen und Längen ausprobieren, um zu sehen, welche wirklich zu einem passen. Die längeren Koteletten eignen sich oft gut bei kantigen Gesichtern, bei hohen Wangenknochen und einem gut definierten Kinn. Sie können mit Länge und Form experimentieren, folgen Sie dabei aber Ihrem eigenen Haarwuchs.

- Lange Koteletten schenken dem Gesicht ein bartbedecktes Aussehen, das Kinn jedoch bleibt glatt.

- Den Bart vor dem Rasieren gern anfeuchten und kämmen. So sehen Sie klarer, wo Sie arbeiten müssen.

- Gut zu wissen ist vielleicht, dass lange Koteletten leichter schmutzig werden. Sind sie weit vom Mund entfernt, landen keine Essensreste darin, Sie könnten aber gezwungen sein, sie häufiger als kurze zu waschen.

- Längere Koteletten können auch mehr Pflege benötigen, um gut auszusehen: Balsam, Bartöl und vielleicht rückfeuchtende Hautcreme benutzen.

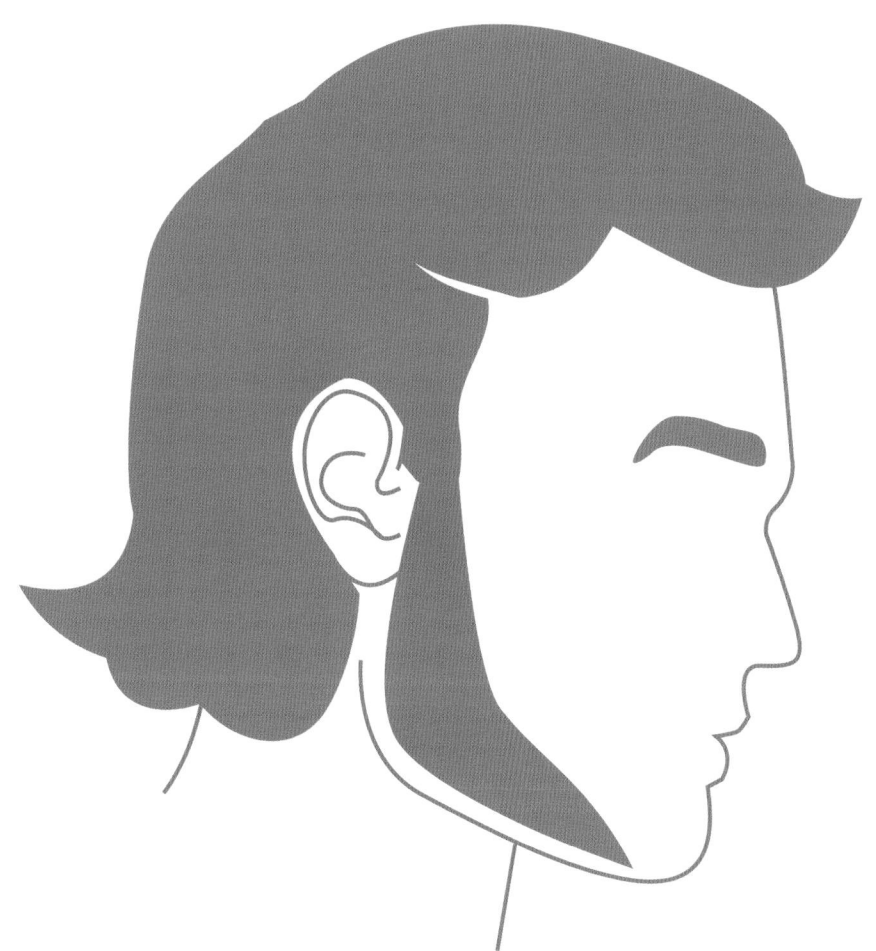

Boomerang – Koteletten, die immer wieder zurückkehren. Sie zählen zu den etwas längeren Frisuren, die einen Winkel auf der Wange bilden. Bei diesem Typ ist toll, dass sie nicht groß gepflegt werden müssen, sondern hier und da ein bisschen Wildwuchs zeigen dürfen.

• Um den richtigen Typ Koteletten zu finden, sollte man erst prüfen, welche Form das Gesicht hat. Dann einen Prominenten mit der gleichen Gesichtsform finden und die verschiedenen Frisuren googeln.

• Wenn Sie keinen Vollbart, aber doch ein bisschen Haar im Gesicht tragen möchten, können Sie diese Koteletten testen. Sie vermitteln das Bartgefühl, das Kinn bleibt jedoch glatt.

• Besonders für lange, schmale Gesichter geeignet, denen man mehr Kantigkeit verleihen möchte.

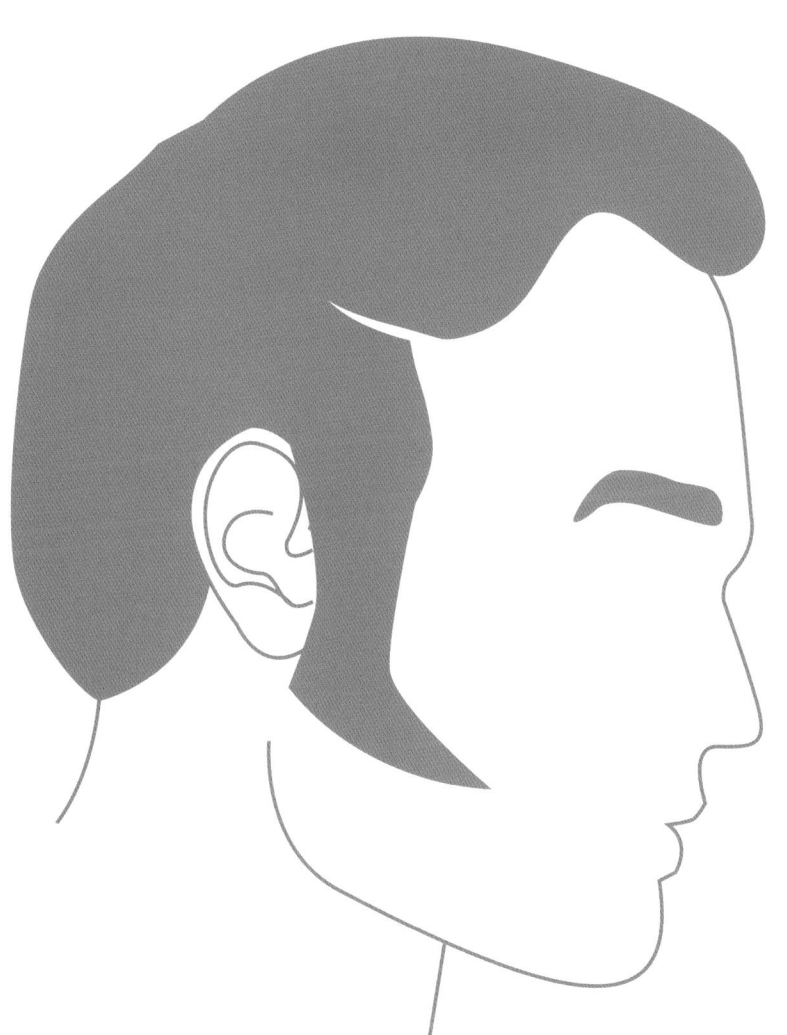

Gut frisierte und geformte Koteletten. Passend bei länglichen oder runden Gesichtern, da sie das Gesicht teilen und eine neue „Mitte" schaffen. Sie ähneln kleinen, wohlfrisierten Mutton Chops (S. 146). Gut zu rasierten Frisuren, sie sollten ebenfalls kurz gehalten werden.

- Schaffen einen Bruch in länglichen oder schmalen Gesichtern.

- Passen zu kurzen, exakten Frisuren.

- Haben im Vergleich zu üblichen, kurzen Koteletten den Extrakick durch den Winkel ganz unten.

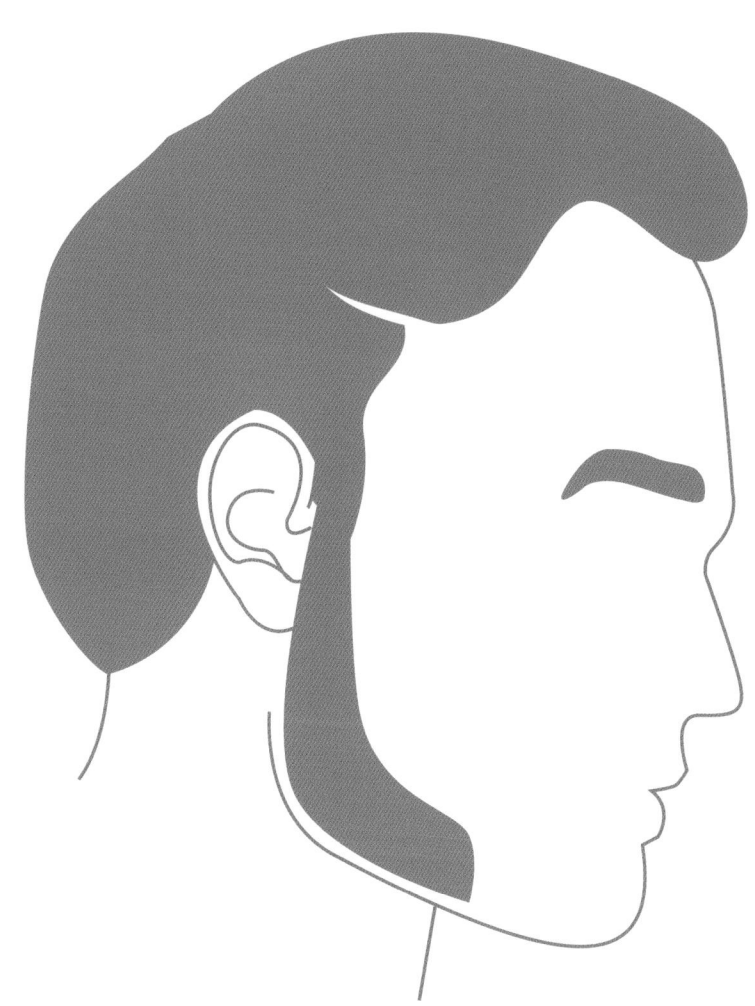

Die Hockeyschläger bestehen aus groben, breiten Koteletten, die zur Schifferkrause (S. 92) werden können, wenn sie zu den Wangen heruntergekämmt werden. Sie schließen vor der Kinnmitte mit einem senkrechten Strich ab. Von vorn schaffen diese Koteletten ein richtig cooles Aussehen, ein bisschen hardrockmäßig.

- Geeignet bei reichlichem, dichtem Haarwuchs auf den Wangen.

- Fast ein Vollbart, aber ohne Oberlippenbart und Kinnbart, der leicht verschmutzt.

- Verleiht einen taffen, rockigen Charakter.

- Die Koteletten müssen nicht mit manischer Strenge gepflegt werden, ein paar längere und krause Haare können sogar richtig gut aussehen.

Die Koteletten unterscheiden sich von einigen anderen, weil sie zum Rockabilly-Stil gehören. Besonders kennzeichnend für Rockabilly-Koteletten sind ihre scharfen Linien und Winkel. Bei einem eher rockigen (lässigeren) Rockabilly dürfen die Koteletten frei wachsen und werden gerade einige Zentimeter unterhalb der Ohren gekappt. Der klassische Rockabilly jedoch ist eher wohlgepflegt mit der typischen Tolle.

• Die Koteletten schaffen zusammen mit der bombastischen Frisur einen klassischen Look, der nie aus der Mode ist.

• Es kann schwierig sein, den Stil zu variieren, wenn Sie den Rockabilly bis in die Fingerspitzen ausleben. Andererseits können Sie kantige Koteletten trimmen, ohne direkt Rockabilly zu sein.

• Wenn Sie richtig Mut zeigen wollen, bitten Sie Ihren Barbier, Streifen oder andere Muster in die Koteletten zu rasieren.

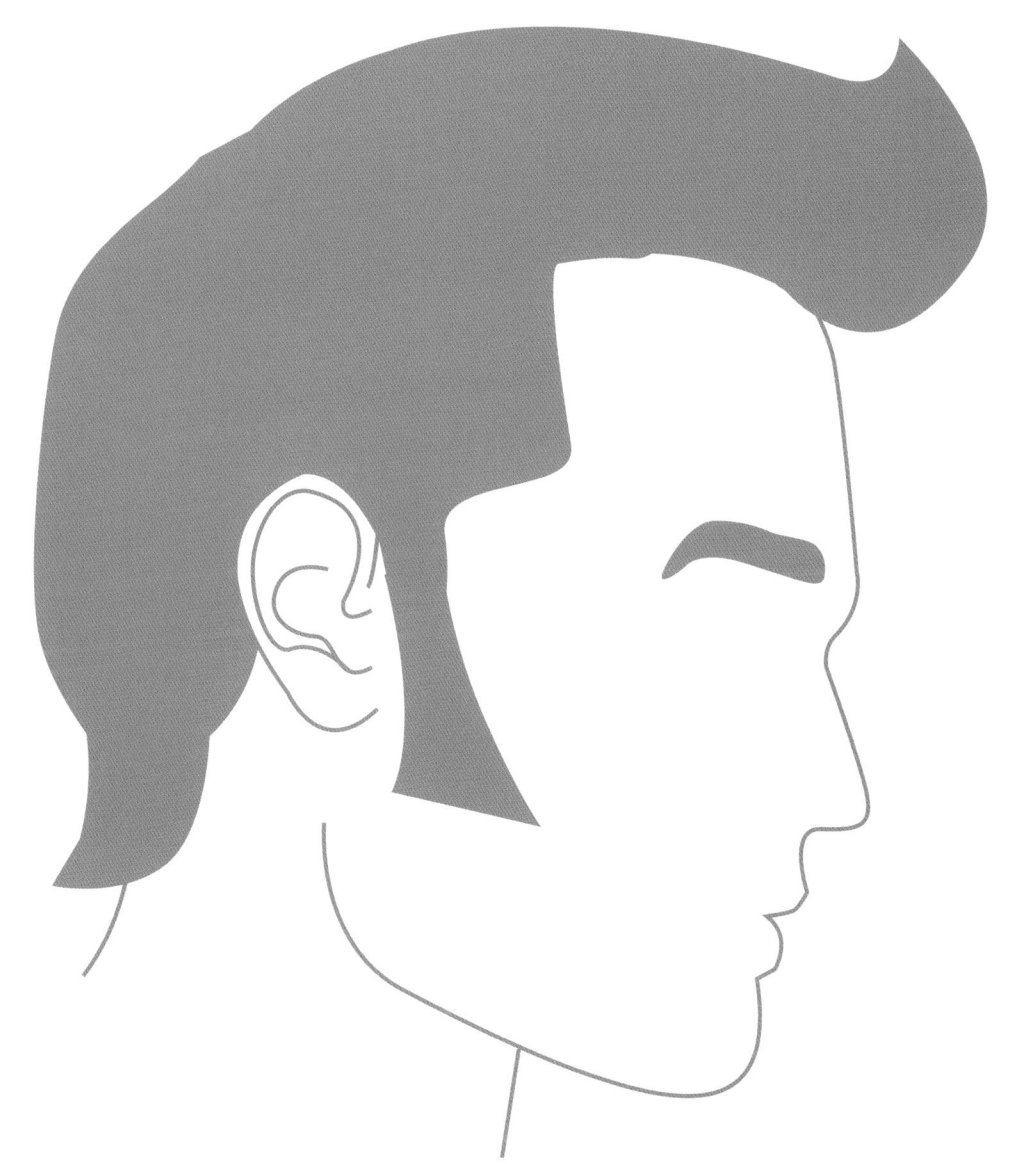

157 🍂

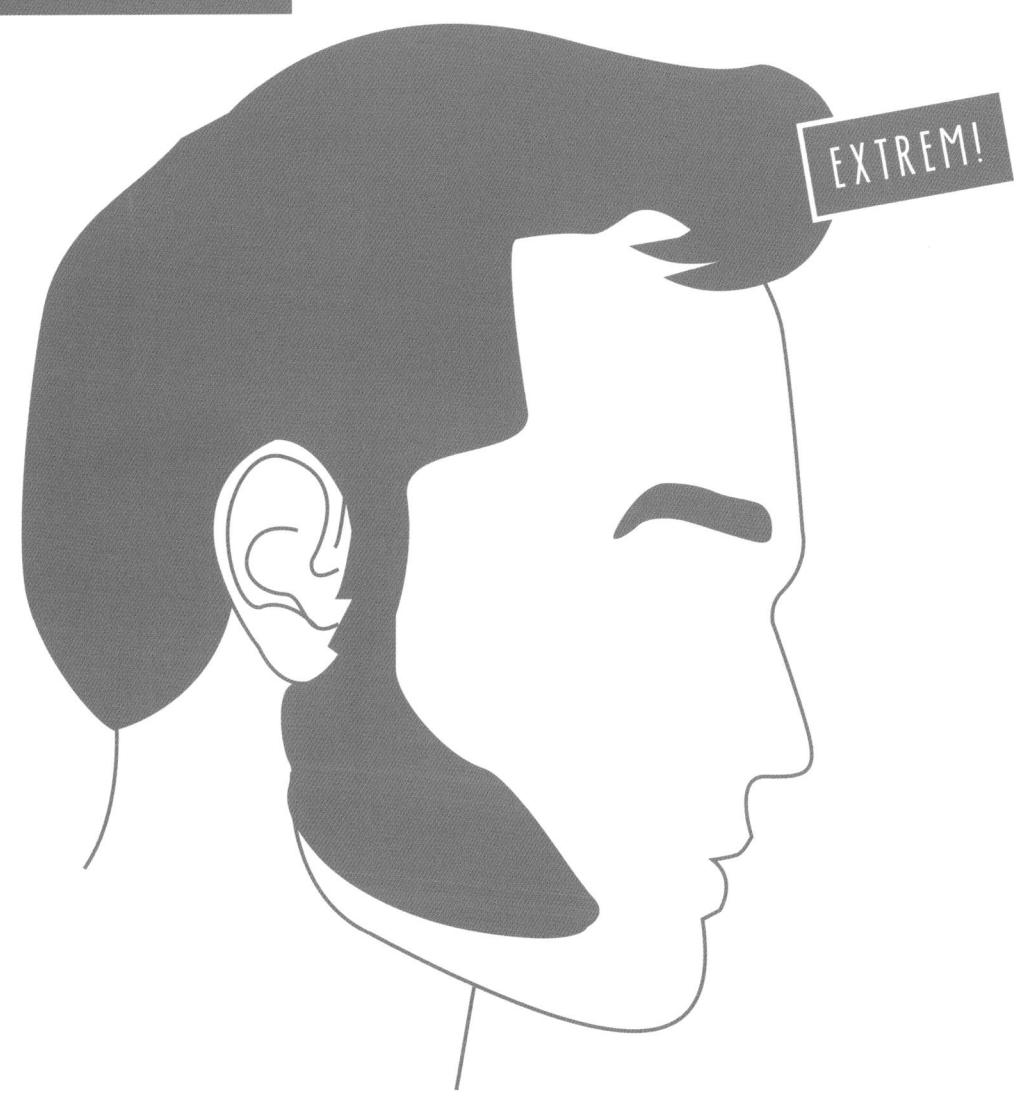

EXTREM!

Im 19. Jahrhundert ließ man die Koteletten gern ungehindert wachsen. Man muss sich nur die Kostümfilme ansehen oder die Männermode mit langen, hautengen Gewändern, Leinenhemden und fantastisch üppigen Koteletten studieren. Heute verlangt es ordentlich Mut, die Koteletten so lang wachsen zu lassen, dass sie im Wind wehen. Damit das gut aussieht, sollten Sie dichten Haarwuchs haben oder die Gesichtshaare in einem dunkleren Ton färben, sodass die Koteletten mehr Kontrast schaffen.

• Passend zu halblangen, pagenkopfähnlichen Frisuren.

• Als Inspiration Kostümfilme wie „Wuthering Hights" oder „Jane Eyre" anschauen, in denen Männer diesen Stil elegant präsentieren.

• Üppige Koteletten passen gut bei natürlich fallendem Haar.

• Die Koteletten brauchen nicht so viel Pflege. Ab und an mit der Schere sicherstellen, dass sie gleich lang sind und keine Haare zu weit hervorstehen.

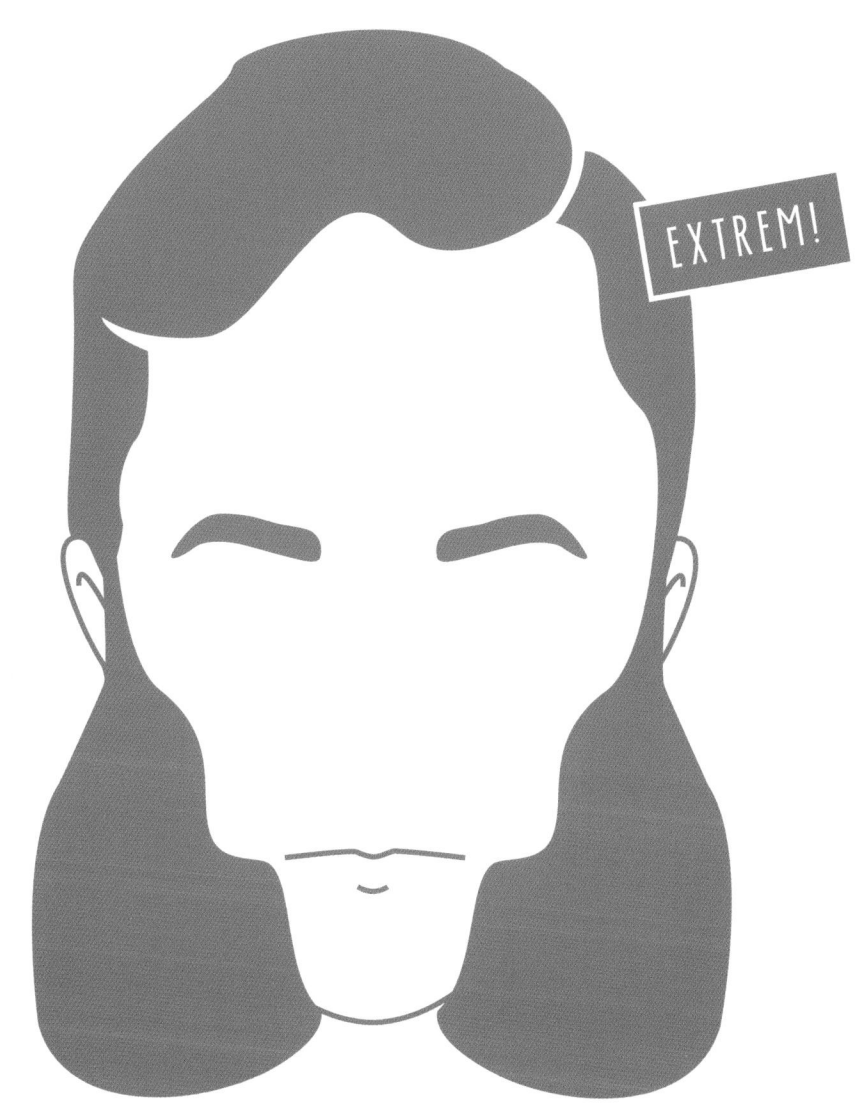

EXTREM!

Der letzte unserer Vorschläge für Koteletten ist eine extreme Frisur, die richtig imponierend ist – wenn man sich traut. Hier ist der Übergang zwischen Bart und Koteletten fließend. Wenn Sie sich einen Vollbart stehen lassen haben, dann den Oberlippenbart abnehmen und das Kinn glatt rasieren, haben Sie ungefähr dieses Ergebnis. Aber die „Taschen" verlangen reichlichen Bartwuchs über die Dauer von zwei Monaten. Die Kommentare im Umfeld können geteilt sein. Richtige Bartfans jedoch wissen, dass Sie etwas Fantastisches geleistet haben!

• Ein extremer Typ der Mutton Chops (S. 146), bei dem Sie die Koteletten lang wachsen und über die Wangen hängen lassen – wie ein Hamster mit vollen Backen.

• Kann ein längliches oder dreieckiges Gesicht ausfüllen, macht aber runde und ovale Gesichter noch runder, was meist nicht erstrebenswert ist.

• Eher auf den Bartwettbewerben vertreten, im echten Leben aber vielleicht nicht wirklich in.

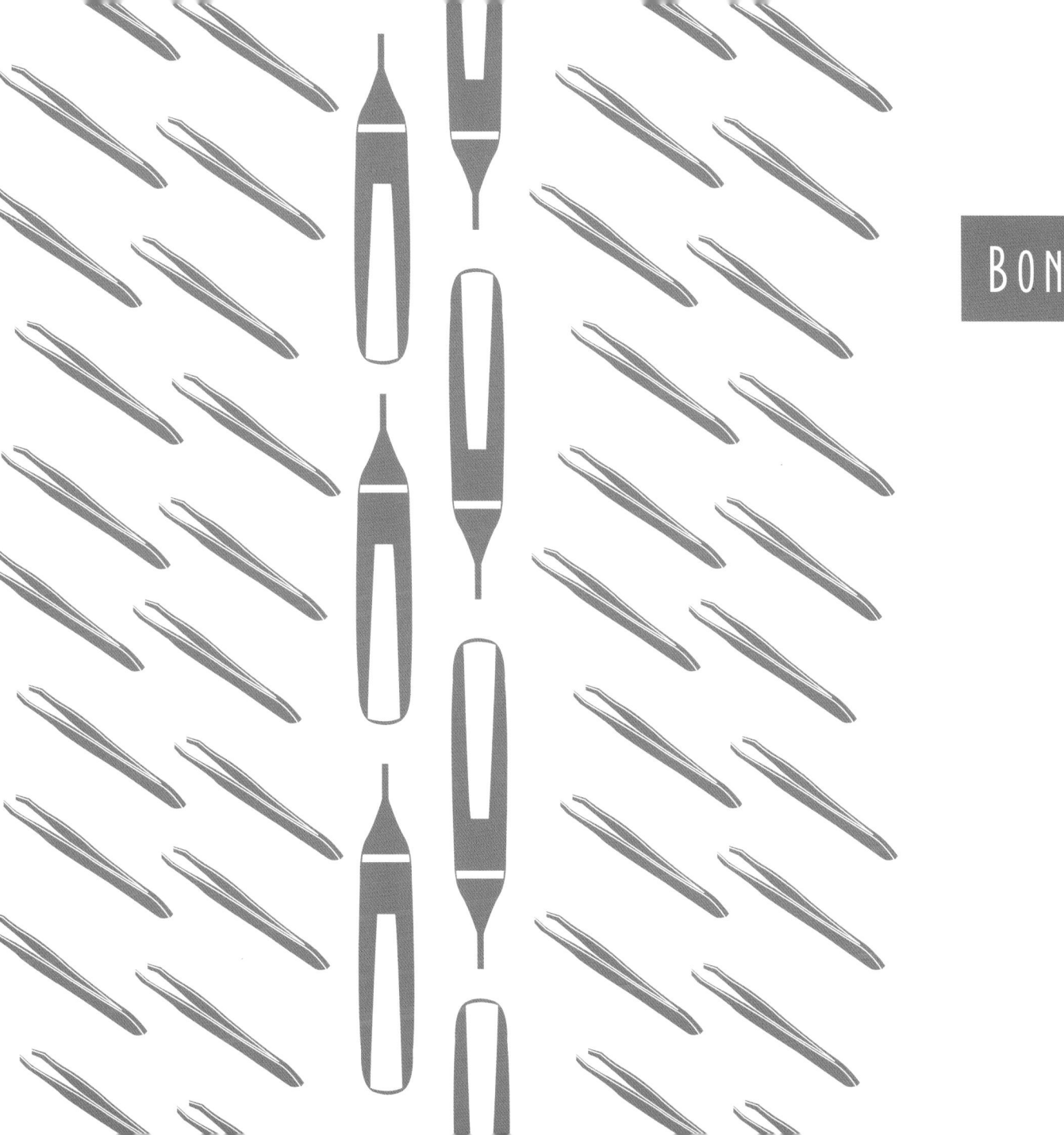

BONUS

KOPFRASUR

Viele Männer rasieren den Kopf, weil es gut aussieht, im Sommer schön ist oder der Haarwuchs spärlicher wird. Rasierte oder getrimmte Köpfe sind zurzeit total in Mode. Meist wird ein Trimmer verwendet, glaubt man jedoch den Barbieren, wird die Rasur mit dem Rasiermesser am exaktesten. Das Rasieren mit diesem Gerät ist jedoch eine Kunst, weil Sie am Hinterkopf Augen benötigten. Erst die längsten Haare trimmen. Das beste Ergebnis mit dem Rasiermesser und dem Rasierapparat erzielen Sie, wenn Sie näher an der Haut arbeiten können.

• Sie müssen Ihre Frisur nicht jeden Tag stylen und sind nach dem Duschen sofort trocken.

• Ihre Gesichtszüge werden dominanter.

• Häufig sieht es am besten aus, wenn man mit dem Trimmer rasiert und ein paar Millimeter Haar stehen lässt. Das bewahrt auch die Feuchtigkeit der Haut besser.

• Daran denken, dass Sie möglicherweise mit dem Rasierer oder Trimmer mehrmals aus verschiedenen Richtungen über den Kopf gehen müssen, damit keine Streifen entstehen (wie beim Rasenmähen).

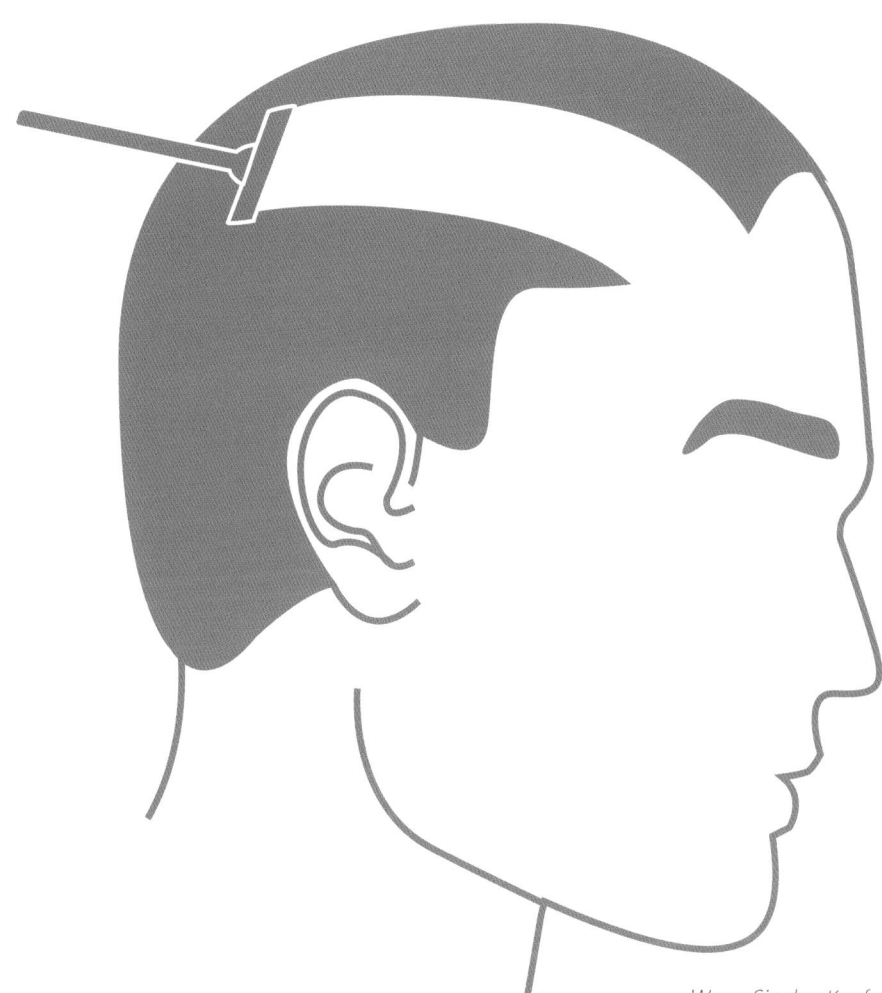

Wenn Sie den Kopf mit dem Rasierer rasieren, gilt die Faustregel, über den Schädel vor und zurück zu gehen, im Nacken und an den Seiten quer. Vergessen Sie nicht, die Richtung zu wechseln, damit keine „Rasenstreifen" auf dem Kopf entstehen.

NASENHAARE TRIMMEN

Nasenhaare sollten einfach nicht sichtbar sein. Nirgends. Hier sind wir ein bisschen strenger als bei anderen Bereichen ... die Pinzette in der Nase ist eine echte Folter, benutzen Sie also einen Nasenhaartrimmer (S. 32). Er kostet nicht viel und kann für Nase und Ohren verwendet werden. Die Haare niemals ausreißen, das kann zu Entzündungen in den Nasenlöchern führen.

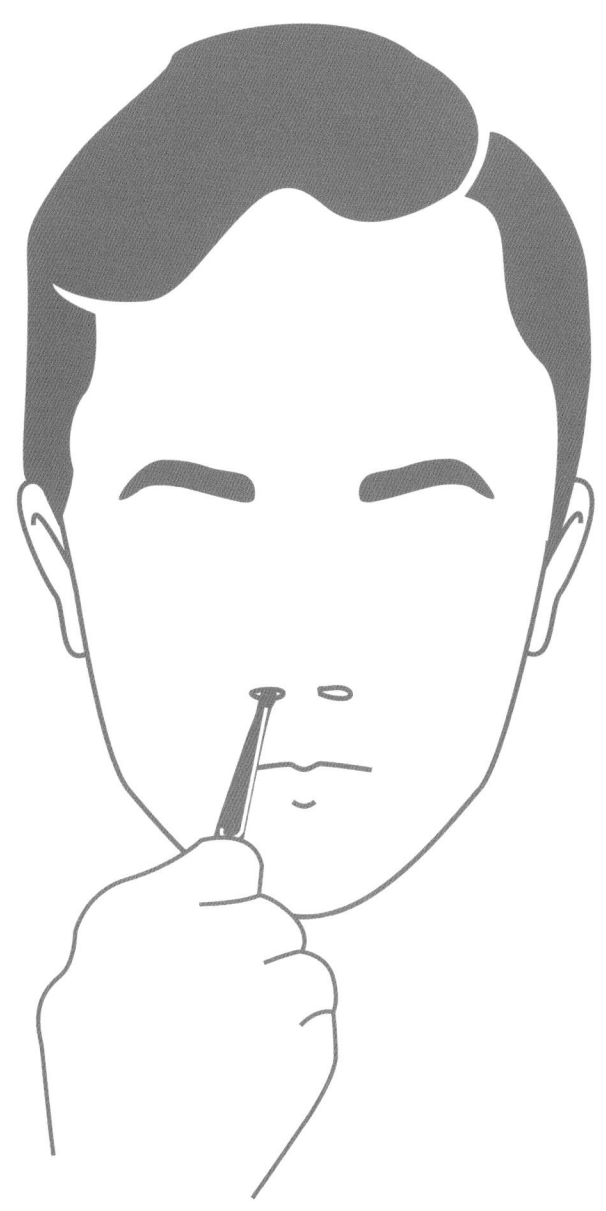

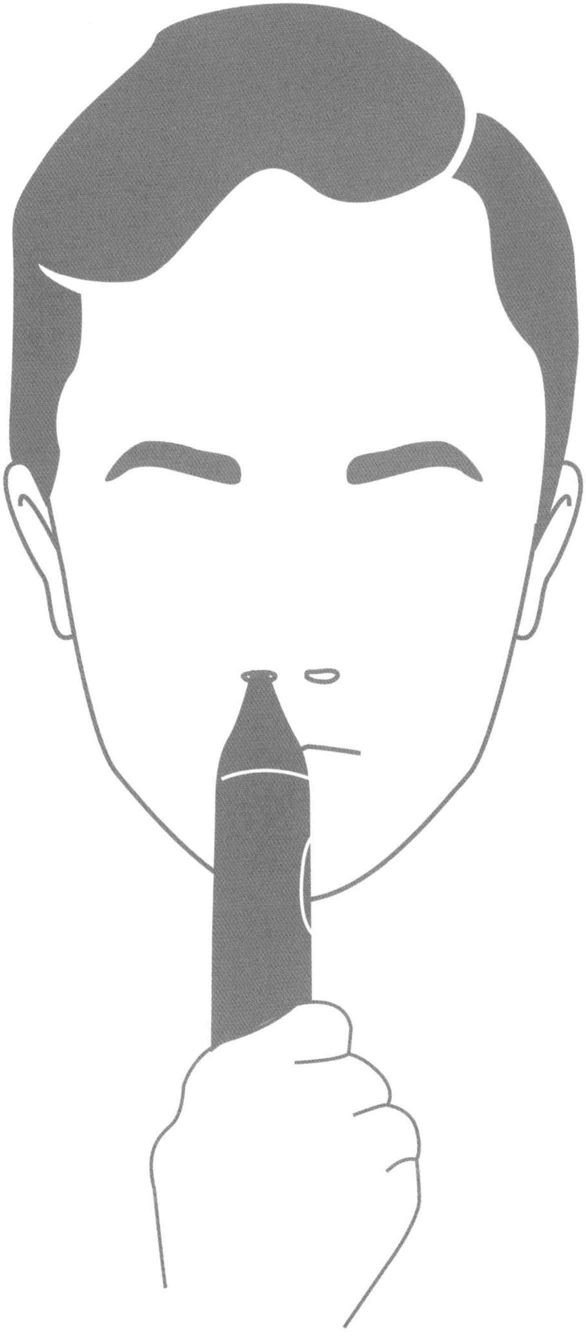

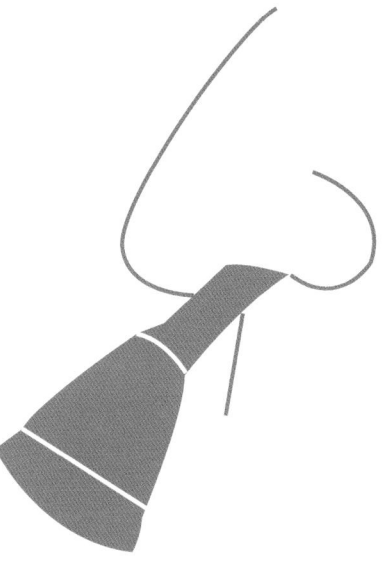

- Immer daran denken, dass alle, die kleiner sind als Sie, vollen Einblick in Ihre Nase genießen.

- Es gibt spezielle Nasenhaarscheren (S. 32) mit abgerundeter Spitze, die nur zu diesem Zweck entworfen sind.

- Beim Schneiden am besten die Nasenspitze nach oben biegen, dann sehen Sie besser. Lassen Sie etwas Haar stehen, es dient ja einem Zweck – es fängt kleine Partikel ein, die sonst beim Atmen in die Nase gelangen.

OHRENHAARE TRIMMEN

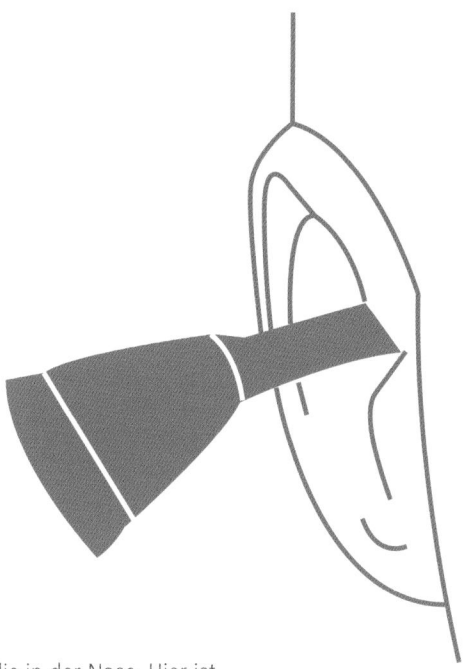

Für die Ohrenhaare gilt dasselbe wie für die in der Nase. Hier ist das Trimmen fast unmöglich, wenn Sie keinen Nasen- und Ohrenhaartrimmer haben. Seien Sie vorsichtig und stechen Sie niemals mit einer normalen Schere in Ihre Ohren! Glücklicherweise ist das nicht so oft nötig, aber gewöhnen Sie sich an, vielleicht einmal im Monat zu trimmen, wenn Sie ohnehin andere Körperstellen enthaaren. Manche verwenden die Pinzette für die Ohren, andere sagen, das sei pure Folter.

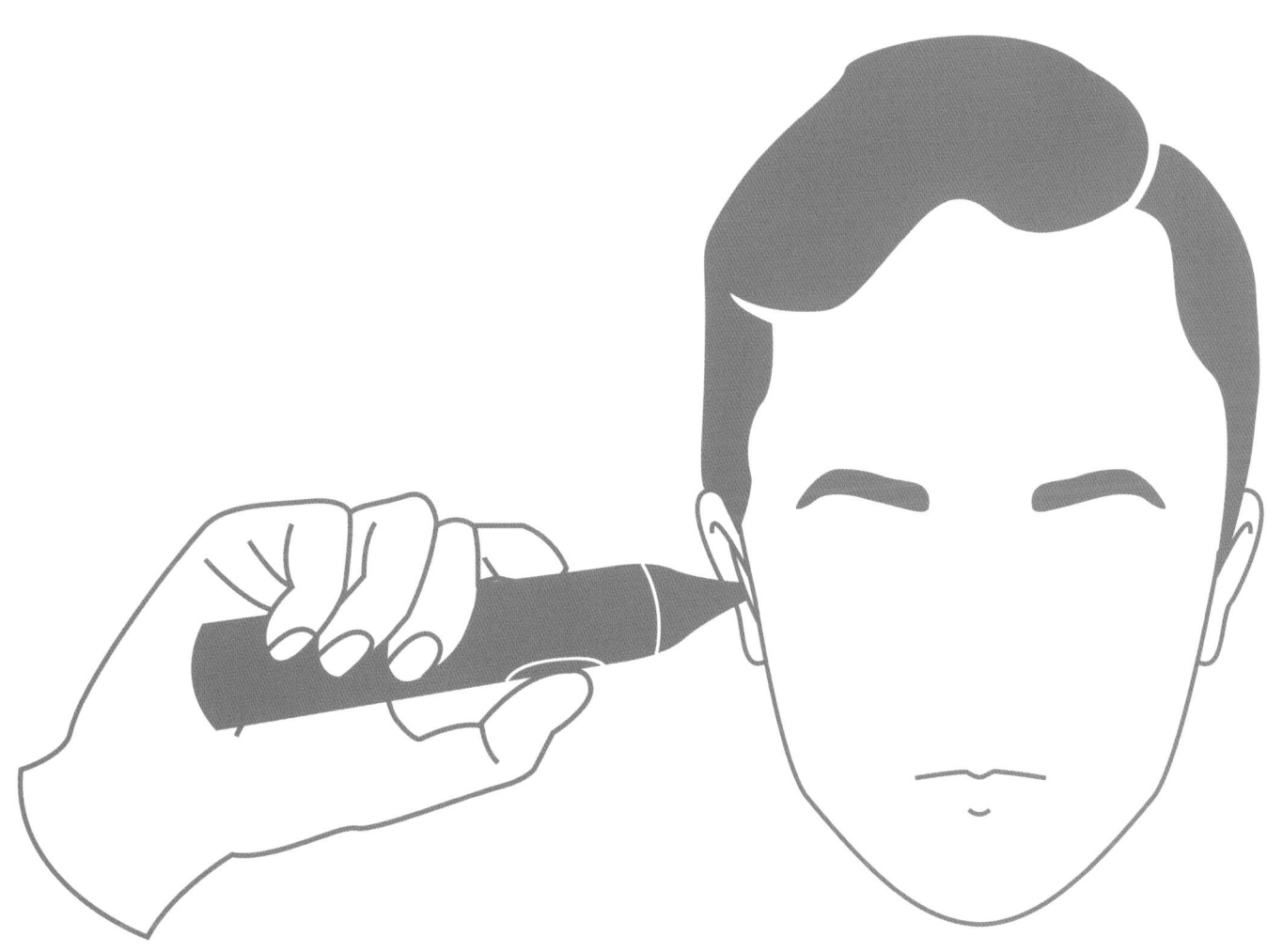

Augenbrauen Trimmen

Jeder hat wohl schon eine Monobraue gesehen, ob in einer Komödie oder im echten Leben. Wir überlassen es selbstverständlich jedem selbst, wenn Sie jedoch richtig buschige Augenbrauen haben, kann es sein, dass Sie etwas dagegen unternehmen möchten. Nehmen Sie unter und über den Brauen am besten die Pinzette. Manche benutzen den Nasenhaartrimmer, der kann sich jedoch in der Haut verhaken.

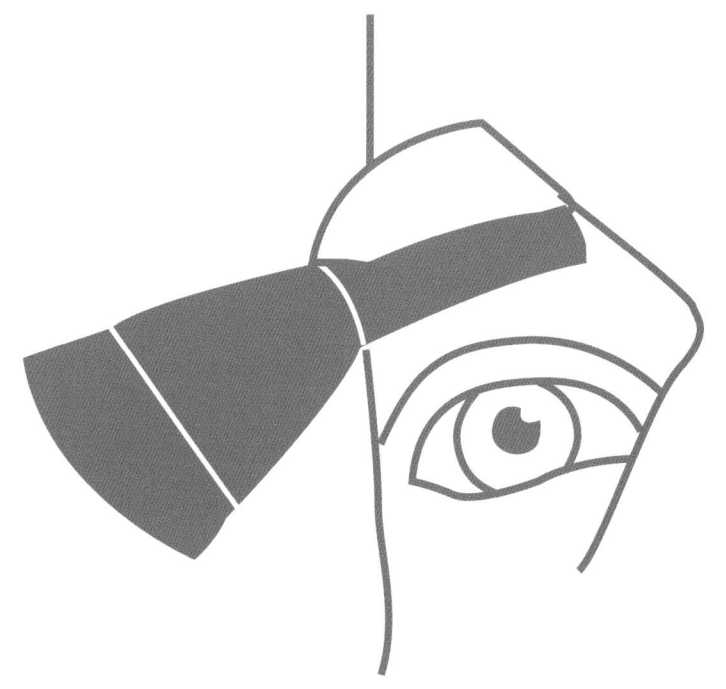

- Mit der Pinzette: Haar ganz nah an der Haut greifen, schnell in Wuchsrichtung ausreißen, dann tut es nicht so weh. Nach dem ersten Mal Zupfen ist man ziemlich bedient. Zur Linderung können Sie ein Stück Eis an die Haut halten.

- Daumen zwischen die Augenbrauen legen. So sollte der Abstand zwischen den Brauen sein. Seien Sie beim Trimmen vorsichtig, damit die Augenbrauen nicht schief werden.

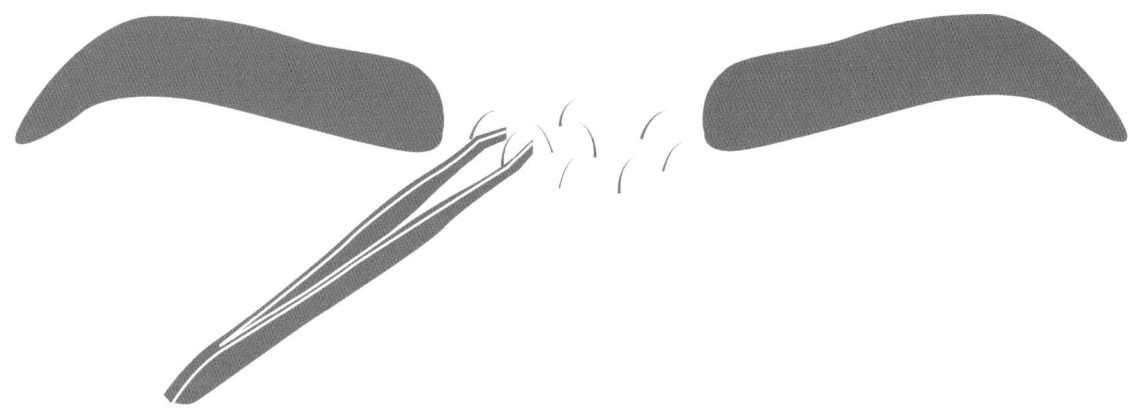

Sie können auch etwas Haar unter den Brauen entfernen, sollten aber eher nicht versuchen, sie auszudünnen oder zu verschmälern. Manchmal ist es nötig, Brauenhaare mit der Schere zu kürzen (S. 32).

• Die Haut wird durch das Zupfen der Haare mit der Pinzette gerötet. Die Rötung verschwindet nach einer Viertelstunde. Aber trimmen Sie die Brauen nicht unbedingt zehn Minuten, bevor Sie Besuch erwarten!

REGISTER

IMPRESSUM

Herausgegeben von NICOTEXT, www.nicotext.com

Originaltitel Skägg

© NICOTEXT 2015

© Deutsche Ausgabe LV·Buch im Landwirtschaftsverlag GmbH, 48084 Münster, 2016

Übersetzung: Elke Adams, Köln

Illustrationen: Magdalena Nyberg

Gestaltung: Kristin Bertels, KreaTec im Landwirtschaftsverlag GmbH

Druck: Westermann Druck Zwickau GmbH

ISBN 978-3-7843-5451-4